OUVERTURES

Irène Frachon

Postface de Rony Brauman

Mediator 150 mg

Sous-titre censuré

editions-dialogues.fr

ISBN 978-2-918135-17-3

A mes Maîtres,

Isabelle Caubarrère, Philippe Dartevelle, Gérald Simonneau, Marc Stern.

Je remercie Hélène Géli qui m'a aidée à rédiger ce texte notamment en recueillant mon témoignage, en préparant la rédaction du récit et en y participant. Qu'elle trouve ici le témoignage de mon amitié et l'expression de ma reconnaissance.

Avertissement

Le lecteur de ce récit peut avoir consommé dans le passé le ou les médicaments dont il est question dans ce livre, Mediator (benfluorex) et Isoméride (dexfenfluramine), commercialisés par le laboratoire Servier et retirés du marché.

L'auteur tient à souligner que les complications graves décrites ne surviennent que rarement chez les personnes exposées à ces produits.

Les recommandations de l'Agence Française de Sécurité Sanitaire des Produits de Santé (Afssaps) sont les suivantes[1] :

1. http://www.afssaps.fr/Infos-de-securite/Communiques-de-presse/Suspension-d-autorisation-de-mise-sur-le-marche-des-medicaments-contenant-du-benfluorex-communique

« Que devez-vous faire si vous êtes traité par benfluorex au moment du retrait ?

Si vous êtes actuellement traité par benfluorex, vous devez arrêter votre traitement. L'arrêt du traitement n'aura que peu de conséquences cliniques sur l'équilibre glycémique. Vous devez consulter, sans urgence, votre médecin traitant qui vous prescrira un autre médicament afin d'équilibrer si nécessaire votre diabète. À l'occasion de cette consultation, votre médecin procèdera à un interrogatoire et à un examen clinique afin de dépister d'éventuels symptômes (essoufflement à l'effort) ou signes évoquant une atteinte valvulaire. Des examens complémentaires, voire une consultation spécialisée, seront demandés par votre médecin, si nécessaire.

Que devez-vous faire si vous avez été traité par benfluorex par le passé ?

À l'occasion de leur prochaine consultation médicale de suivi, les patients ayant été exposés au benfluorex par le passé devront rappeler à leur médecin cette exposition. Il est recommandé aux médecins de procéder à cette occasion à un interrogatoire et à un examen clinique en vue de rechercher des symptômes ou des signes évocateurs d'une valvulopathie. Une telle constatation rendrait alors nécessaire la réalisation d'examens complémentaires, voire une consultation spécialisée. »

La consultation spécialisée et les examens complémentaires mentionnés font référence à une consultation de cardiologie et à la réalisation d'une échographie cardiaque.

Prologue : histoire de l'Isoméride

Juin 2009

Je pousse la porte de la morgue avec appréhension. L'autopsie a commencé. J'aperçois Isabelle, médecin légiste, perchée sur un petit escabeau, protégée par une blouse, des lunettes, des gants, inclinée sur un corps barré d'une large incision. Elle me sourit, cela m'empêche de vaciller tout à fait. En face de moi, je reconnais les traits sans vie de Madame A. Isabelle procède méthodiquement à l'examen des viscères et finit par extraire le cœur. Elle pratique au bistouri une incision l'ouvrant en deux parties, révélant les cavités du cœur séparées par une valve, la valve mitrale. Celle-ci est profondément remaniée, même à un regard non averti comme le mien, je pense alors « c'est comme le nez au milieu de la figure ».

Les cordages de la valve que nous observons sont monstrueusement déformés, épais, rétractés, comme englués dans un tissu blanc et brillant, presque nacré.

Cet aspect, nous le connaissons maintenant trop bien. Nous prenons des photos de ce cœur martyrisé, je m'éloigne et jette un dernier regard sur le corps, frappée par un détail : sur le bras, bien rond, se détache un tatouage, de médiocre facture, en forme de cœur. À l'intérieur je déchiffre une inscription « pour la vie ». La dernière fois que j'ai vu Madame A., il y a quelques semaines, elle vivait encore, elle m'a raconté son histoire. L'histoire d'un médicament, pris pour maigrir.

Je repense à ces événements en arpentant les couloirs désertés de l'hôpital – c'est le week-end et il est encore tôt – et m'arrête subitement en reconnaissant un visage familier et souriant. « Tu as l'air bouleversée » s'inquiète Christine, une amie qui m'explique être venue voir un parent hospitalisé. Nous avons chacune un peu de temps devant nous et décidons de nous asseoir à une table de la cafétéria de l'hôpital. Nous convenons qu'un solide petit déjeuner nous fera du bien à toutes les deux.

Je tente de lui expliquer mon visage défait en quelques mots. Pour qu'elle puisse comprendre, je m'aperçois qu'il me faut remonter loin en arrière, aux débuts de ma vie de « docteur ». L'histoire que je veux raconter, celle qui éclaire la mort de cette femme, a croisé ma vie de médecin pour la première fois il y a près de vingt ans. J'étais encore en formation, interne en médecine, et venais tout juste de vivre une belle expérience.

Prologue : histoire de l'Isoméride

Février 1990

Je pars en Thaïlande avec Médecins Sans Frontières, près de la frontière birmane où se pressent les réfugiés Karen, pour faire de la médecine « humanitaire », un rêve d'enfant occidentale. Je découvre au fond de montagnes magnifiques et sauvages, un peuple qui se bat contre l'oppression, comme en tant d'endroits de par le monde. Oppression de l'implacable régime birman, oppression aussi née de la situation de réfugié : pas de droits, pas d'avenir en dehors des camps, pas d'indépendance non plus vis-à-vis des organismes caritatifs pour se nourrir, pour se soigner, pour vivre.

Dans cette région, l'un des fléaux est le paludisme, résistant à la majorité des traitements. Les enfants, les femmes enceintes meurent plus que les autres. Je fais la connaissance de François Nosten, à Shoklo, l'un des plus vastes et des plus beaux camps, établi en pleine jungle au bord d'une rivière, ni enceinte, ni barbelés. François est parti aussi en mission médicale, il y a des années, avec MSF, puis s'est installé ici, happé par la beauté de ce pays, par la beauté aussi de Colley Paw, la jolie Karen… il travaille sans relâche pour mieux prévenir et soigner le paludisme.

Des années plus tard, en 2006, nous serons tous, ses anciens collaborateurs, réunis sous la coupole de l'Institut de France, pour entourer François qui reçoit un grand prix scientifique. Avec son équipe il a développé le recours à l'artémisinine, extraite d'une plante chinoise qui traite et guérit du paludisme résistant aux autres médicaments.

Colley Paw est là, son beau visage serein et intelligent comme en écho à celui d'Aung San Suu Kyi dont le portrait orne le bureau dépouillé de François en Thaïlande.

La France reconnaît et honore ses chercheurs. François, c'est le fruit de vingt ans de recherches et la mise au point patiente, obstinée et rigoureuse d'un médicament et d'une stratégie de traitement pour guérir le paludisme, responsable de plus d'un million de morts par an dans le monde. C'est une belle histoire. Mais c'est une toute autre qui m'attend à mon retour en France.

Septembre 1990

Après cette mission de six mois en Thaïlande, je reprends mon service d'interne en médecine à l'hôpital Antoine Béclère, vilainement posé au bord d'un grand axe routier à Clamart. Je rejoins une équipe réputée de pneumologie, dirigée par le professeur Pierre Duroux, rond et aimable, spécialiste de la maladie asthmatique, de l'embolie pulmonaire et d'une maladie étrange et meurtrière, très rare, appelée hypertension artérielle pulmonaire ou encore HTAP. On la dit « orpheline », parce que personne ou presque, laboratoires pharmaceutiques comme médecins, ne s'y intéresse, hormis justement cette petite équipe française. L'HTAP a connu une petite heure de triste « gloire », dans les années 1960, à la suite d'une affaire de santé publique survenue principalement en Suisse. Une « épidémie » de cette maladie mortelle a touché alors de nombreuses jeunes femmes dont le seul point commun, assez vite identifié, était la prise d'un médicament coupe-faim, l'aminorex, un dérivé d'amphétamine.

Prologue : histoire de l'Isoméride

Les amphétamines, ce sont ces produits, véritables drogues, ayant une action psychique décuplant les capacités intellectuelles. Un livre de Justine Lévy, *Rien de grave*, raconte sans fard l'addiction qu'ils peuvent entraîner dans les meilleurs milieux intellectuels, condamnés à briller toujours plus, sous l'œil des médias. Or il se trouve que les amphétamines, en agissant sur des récepteurs particuliers du cerveau, coupent la sensation de faim entraînant aussi une perte de poids... le Graal, dans nos pays aux mannequins anorexiques. Il a suffi, bien entendu, d'interdire l'aminorex en 1968 pour que disparaisse la mystérieuse épidémie.

Revenue de Thaïlande, mon atterrissage à l'hôpital Antoine Béclère, une autre planète, est brutal. Bousculée, je dois détailler et reprendre de volumineux dossiers, complexes, relevant d'une médecine sophistiquée et utilisant de gros moyens. Petit à petit, l'humain reprend le dessus, la peine et le courage des malades, l'investissement des soignants effacent mon malaise.

Parmi ces derniers, il y a Gérald Simonneau, médecin et professeur d'université. Grand, brun, le nez cassé comme celui d'un boxeur, il donne une impression de brutalité, alors accentuée par une forte moustache. Il s'exprime de façon hachée, à la limite du bégaiement, lâchant ses remarques comme autant de coups de poing assénés à un adversaire. Lors du « staff » hebdomadaire du mardi – réunion médicale de concertation autour des dossiers difficiles – il plaisante pesamment sans avoir l'air attentif, distribue parfois une remarque ricanante à l'étudiant apeuré qui présente le dossier et conclut invariablement la discussion qui s'ensuit en deux ou trois phrases lapidaires, témoignant d'une intelligence aiguë et d'une impressionnante maîtrise médicale.

C'est ainsi que notre formation, comprenant plusieurs années de stages hospitaliers, nous amène à croiser des médecins qui nous marqueront et nous apprendront plus que d'autres. Ceux que l'on appelle en médecine, nos Maîtres et qui, pour certains, auront plus ou moins directement une grande influence sur l'enquête à venir.

À l'hôpital Antoine Béclère, le travail est dense, le service prend en charge, outre les pathologies habituelles de la pneumologie – les terribles maladies du tabac, les insuffisances respiratoires, l'asthme… – les jeunes adultes touchés par l'HTAP. La maladie est connue pour atteindre deux fois plus souvent les femmes que les hommes.

Cette fois-ci, en 1990, ces jeunes femmes, inhabituellement nombreuses, ont ceci de particulier que beaucoup d'entre elles ont suivi auparavant une cure d'amaigrissement au moyen d'un nouveau médicament coupe-faim. D'une grande efficacité, couronné par un succès commercial retentissant, celui-ci est vendu depuis 1985 sous le nom d'Isoméride et fabriqué par le laboratoire français Servier du nom de son fondateur et dirigeant.

L'Isoméride[2] appartient à une famille de molécules appelées « fenfluramines ». Cette famille, cousine des amphétamines,

2. Son nom en Dénomination Commune Internationale (nom du médicament générique) est dexfenfluramine.

suscite un grand intérêt car l'effet coupe-faim, dit anorexigène, est plus marqué comparé aux amphétamines, avec moins de risques de dépendance. On espère donc favoriser la perte de poids sans les inconvénients d'une drogue et il est vrai que les complications liées au surpoids commencent déjà à préoccuper les responsables de santé publique. L'Isoméride, délivré sur ordonnance, va être distribué comme des cachous dès qu'il y a quelques kilos jugés, parfois seulement par les prescripteurs, superflus. Après une maternité, avant l'été, tout le monde prescrit : médecins de famille, nutritionnistes et endocrinologues, médecins du travail, services de maternité, encouragés par des résultats souvent rapidement obtenus ainsi que par une intense promotion diligentée par le laboratoire.

Cette promotion s'appuie notamment sur les infatigables fantassins de l'industrie pharmaceutique : les visiteurs médicaux. Au détour d'une rapide formation, généralement bâclée, ces derniers viendront sonner à la porte de tous les cabinets médicaux de France pour inciter les médecins à prescrire toujours plus. Cette incitation comprendra des manières souvent aguicheuses, parfois agressives, le don de petits et gros cadeaux[3], des invitations luxueuses vers des destinations de rêve au prétexte de séminaires…

Au total plus de sept millions de Français et surtout de Françaises se réjouiront de voir fondre sans effort des rondeurs hors des canons exigeants de la mode contemporaine.

3. Pratique encadrée, quoique insuffisamment, depuis 1994 par la loi dite « anti-cadeaux ».

C'est mon chef direct, le docteur François Brenot, qui me parle des doutes de l'équipe, dictés par l'analogie avec l'affaire suisse des années 60, sur l'existence d'un lien entre des manifestations d'HTAP, souvent mortelles, et la prise antérieure d'Isoméride. D'autres médecins et scientifiques commencent également à tirer la sonnette d'alarme par le biais de publications dans des revues scientifiques médicales.

Jusque-là, les avertissements adressés au laboratoire lui-même ainsi qu'à l'Agence du médicament – autorité responsable de la politique des médicaments en France – restent sans effet. Il n'y a pas de preuves formelles, les responsables du laboratoire assurent qu'il n'y a pas de ressemblance entre l'aminorex, la molécule « suisse », et la dexfenfluramine, celle de l'Isoméride. Le principe de précaution n'est pas encore le dogme affiché des gouvernants, alors on continue.

François, charmeur, râleur, fumeur, blagueur, est adoré par ses patientes. Il en faut, de l'empathie, pour accompagner ces jeunes femmes, dont certaines malades de l'Isoméride, vers leur funeste destin – la mort par étouffement progressif – ou l'ultime « grâce », la greffe des deux poumons et parfois du cœur, lorsque celui-ci a été trop abîmé par l'HTAP. Le suspense est alors insoutenable, il faut « tenir » malgré les malaises et le besoin croissant d'oxygène, attendre chaque soir le passage espéré du chirurgien Philippe Dartevelle, personnalité rugueuse dont l'engagement m'impressionne.

C'est le professeur Dartevelle qui a, le premier en France, réalisé des transplantations pulmonaires ou cardio-pulmonaires, après un entraînement intense mené sur des animaux dans le laboratoire expérimental du centre chirurgical Marie Lannelongue au Plessis-Robinson, à quelques sirènes d'ambulance de l'hôpital Antoine Béclère. Chirurgien des hommes le jour, répétition jusqu'à la perfection des gestes, la nuit, pour inventer la chirurgie de demain. Je l'appelle souvent pour des conseils ou lui confier des malades, de Paris, puis de Brest quelques années plus tard. Plusieurs de mes patients lui doivent la vie, pour des opérations impossibles à réaliser ailleurs. Nous avons aussi partagé des drames et des échecs. L'acharnement féroce à gagner la partie ne le quitte jamais, cela peut le rendre odieux à l'égard de certains confrères qui ne l'ont pas toujours mérité. Cela peut aussi tirer des larmes, comme le jour où, l'appelant au téléphone pour un énième avis, j'entends sa voix accablée m'avouer que, « ma petite Irène, cette vie est un enfer » et qu'il ne désire plus que prendre sa retraite. À près de soixante ans, ce « mandarin » mondialement reconnu est au bord du gouffre, parce qu'un malade opéré la veille ne va pas bien. Je lui réponds juste, la gorge nouée, qu'il pourra prendre sa retraite justement le jour où il n'éprouvera qu'indifférence à chaque difficulté rencontrée.

L'opportunité d'une greffe dépend du constat de mort cérébrale puis du don accordé d'un organe pour un receveur. Une femme malade d'HTAP m'a avoué guetter, les jours d'hiver les plus rigoureux, l'appel salvateur annonçant l'imminence d'une greffe, parce que quelque part, une voiture a fait une mauvaise glissade sur une plaque de verglas…

François est là, pour plaisanter, rassurer, mobiliser. Il va créer en 1996, avec Nicole Cabon, atteinte d'HTAP, la première association de malades dédiée à cette maladie orpheline. Sans se douter que quelques mois plus tard, l'association prendra le nom d'Association François Brenot[4], en hommage à ce médecin profondément humain, mort brutalement à quarante ans d'une anomalie cardiaque qu'il négligeait, bêtement, faute de temps... Ce temps, il l'a consacré à prouver l'association entre la prise d'Isoméride et la survenue d'une HTAP.

Mars 1991

Mon stage de six mois dans le service de l'hôpital Antoine Béclère s'achève. Etant enceinte, j'ai le droit de grappiller quelques mois précieux – en « surnombre » – pour compléter ma connaissance de cette pathologie, l'HTAP, encore très mal connue. J'achève ensuite mon parcours de future spécialiste de pneumologie en rempilant une année pour faire un DEA[5] consacré à l'approfondissement des connaissances et à la recherche sur les conséquences de la transplantation d'organes.

La greffe d'un organe, prouesse technique, nouvelle naissance pour les malades, est un acte bouleversant de bien des façons. Bouleversant par le sacrifice qu'il demande aux proches d'un défunt, quand bien même ce sacrifice donnerait un sens infime à une mort brutale et absurde. Bouleversant par le nouvel élan, si tout se passe bien, donné à une existence

4. Devenue, en 2002, HTAP France.

5. Diplôme d'Etude Approfondie correspondant à l'actuel Master 2.

menacée. Bouleversant par la chaîne solidaire de savoirs, d'engagements, d'organisation qu'un tel acte exige : le prélèvement coordonné d'organes par plusieurs équipes chirurgicales quelque part en France ou en Europe, la préparation des équipes des blocs opératoires où se feront les greffes, le transport du patient « receveur » dans les plus brefs délais. Pour une greffe de poumon, ce délai ne peut excéder cinq heures à partir du moment où le receveur est prévenu.

Le DEA est organisé en séminaires ouvrant aux connaissances de la science fondamentale et expérimentale, préalables aux futurs progrès de la médecine. Nous effectuons ensuite un travail de recherche dans un laboratoire, pour moi ce sera l'étude des réactions de rejet d'un poumon greffé, au sein de l'équipe du professeur Dartevelle.

Je patauge un peu dans l'étude du comportement des cellules du poumon, bien soutenue heureusement par une solide équipe de chercheurs. J'observe surtout comment se passe la prise en charge médicale des patients après une greffe de poumons, ce mélange de rigueur et d'humanité, de professionnalisme et de décontraction souriante, de sursauts et de drames qui fait le quotidien, souvent haletant, des médecins du service : Jacques, François, Philippe… La performance est le quotidien de leurs équipes.

Côté recherche, je suis fascinée par l'agilité intellectuelle d'autres étudiants en DEA, ou engagés déjà vers l'obtention d'une thèse de science. C'est ainsi que j'écoute, bouche bée, mon exact contemporain, également interne en pneumologie, Marc Humbert, me parler d'un ton égal de son dernier article écrit en une nuit et destiné à une revue scientifique de haut niveau. Trois heures de sommeil la nuit suffisent à ce major du concours de l'internat, régulièrement qualifié de « mutant » par ses nombreux et enthousiastes collaborateurs.

L'attention, l'amitié, les précieux conseils qu'il me donnera tout au long de la longue enquête à venir, notre Watergate breton comme il se plaira à la qualifier, vont s'avérer inestimables.

Novembre 1992

Après Marie Lannelongue, je prends mes fonctions d'assistante des hôpitaux dans le service du professeur Isabelle Caubarrère, à l'hôpital Foch de Suresnes. Atterrissage encore difficile, après une maternité, dans un service dont le perfectionnisme pousse à un véritable sacerdoce. Pour une jeune mère de famille, cette pression, générée à la fois par la complexité et bien souvent la gravité des situations médicales ainsi que par l'exemple admirable donné par les aînés, n'est pas toujours simple à gérer. J'ai compris depuis déjà bien longtemps le dilemme impossible d'une femme mère et médecin, il faut s'en débrouiller comme on peut.

Isabelle Caubarrère enseigne avec classe, humour et intelligence la nécessaire indépendance du raisonnement médical que rien ne doit polluer, ni les préjugés ou avis médicaux antérieurs ni les slogans de l'industrie pharmaceutique maquillés en support de formation médicale. Dans son service, les visiteurs médicaux n'ont pas accès aux internes du service. Ils sont poliment reçus et entendus sur rendez-vous par le chef de service. Pas de petit déjeuner-croissants gracieusement offert à l'équipe de soin, pas de projection de films promotionnels autour de quelques petits fours.

J'ai été formée auparavant dans ce service au cours d'un stage d'internat par le docteur Marc Stern qui succédera plus tard à Isabelle Caubarrère à la chefferie de service. Alors que je ne suis encore qu'une jeune interne peu expérimentée, Marc me retrouve dès la première semaine en larmes, affolée par l'ampleur de la tâche. Sous des dehors un peu bourrus, austère, caché derrière une barbe noire, je découvrirai un médecin alliant un savoir encyclopédique qu'il offre et partage sans réserve et une intégrité qui friserait l'intransigeance si celle-ci n'était pas uniquement dirigée envers lui-même.

Il a développé un centre de compétence réputé pour la prise en charge de la mucoviscidose adossé à un centre de transplantation pulmonaire. Mon rôle d'assistante est de l'aider pour la prise en charge des malades ayant bénéficié d'une greffe de poumon.

C'est ainsi que je fais la connaissance de Maria B., petite femme déterminée dont la vie a basculé en 1991 lors d'une banale consultation de médecine de travail, au retour d'un congé de maternité. Une prescription d'Isoméride lui est proposée pour perdre les quelques kilos restant encore au dessus de son poids usuel. C'est si simple, une cure de trois mois, un peu cher mais bon, c'est efficace, très efficace même. Elle ne se reconnaît pas, perd l'appétit, dort mal, maigrit beaucoup. Des mois plus tard apparaît un essoufflement inhabituel, d'abord pour des efforts importants, puis dès la moindre petite côte à gravir, quelques marches, le ménage.

Le diagnostic est évoqué lors d'une consultation à l'hôpital Foch et confirmé quelques semaines plus tard par l'équipe spécialisée de l'hôpital Antoine Béclère : hypertension artérielle pulmonaire, HTAP ! La maladie s'aggrave très vite et bientôt il est évident que seule une greffe pulmonaire pourra peut-être éviter une issue fatale rapide. La transplantation se réalise heureusement assez vite, en 1994. Les suites opératoires sont terribles. Pour empêcher le rejet de la greffe, il faut un traitement à vie, difficile à prendre, responsable de nombreux et redoutables effets secondaires.

S'installe alors, planant au dessus de la vie de Maria B., une épée de Damoclès : statistiquement un malade sur deux ayant été greffé du poumon meurt des complications de cette greffe dans les cinq années qui suivent, les survivants au-delà de dix ans de greffe sont plus rares encore. Maria est alors âgée de trente ans et ses enfants sont petits. Elle sait tout cela, elle fera face avec courage et détermination. Elle comprend aussi, de plus en plus clairement, l'origine de son drame, les cachets d'Isoméride pris des années plus tôt pour quelques kilos superflus alors que rien n'indique un tel risque dans la notice du médicament. Elle suit l'actualité, s'interroge, questionne ses « docteurs », bien ennuyés pour la conseiller et finalement se convainc que la catastrophe était évitable, qu'il existait alors suffisamment de signaux pour, au minimum, mettre en garde les consommateurs.

Elle porte plainte contre la firme Servier en 1996. De ce procès, je sais peu de choses sauf qu'elle gagne en première instance, puis qu'elle gagne à nouveau en appel, et à nouveau après le pourvoi en cassation en 2006 après dix longues années de procédures. La Cour a considéré que la présentation d'Isoméride – notices à destination du patient et du médecin prescripteur – ne permettait pas de suspecter de tels effets indésirables et qu'il existait, par ailleurs, suffisamment d'arguments pour établir une responsabilité du médicament dans la survenue de l'hypertension artérielle pulmonaire.

Avril 2009

J'ai revu Maria B. en avril 2009, il y a quelques mois. Elle était hospitalisée, elle n'allait pas bien, elle disait qu'elle allait mourir. J'ai compris qu'elle disait peut-être vrai en entrant dans sa chambre : elle n'avait pas changé tant que ça mais j'ai perçu son souffle court et sa toux rauque dès qu'elle a fait quelques pas pour aller de son lit à son fauteuil.

Elle a maintenant quarante cinq ans. Elle m'a parlé de son combat, de la pression, des moments si durs, lorsque l'avocate du laboratoire a fait remarquer sa bonne mine à l'audience, bonne mine d'une jeune femme relevant d'une double transplantation pulmonaire et sous cortisone à forte dose… lorsqu'elle entend en coulisse du procès un représentant de la firme Servier dire que le produit sera remis en vente lorsque le procès aura été gagné. Elle a pudiquement évoqué ses enfants : « Ils ne vont pas très bien… avec tout ça… »

C'est avec l'aide d'une association de victimes d'accidents médicamenteux[6] qu'elle a été jusqu'au bout de cette interminable démarche de reconnaissance et de réparation.

En poste à l'hôpital Foch de Suresnes de 1992 à 1996 je m'occupe peu d'HTAP. Nous recevons quelques échos de nos collègues de l'hôpital Antoine Béclère : il y a de bonnes nouvelles, la découverte puis la mise au point de nouveaux traitements pour l'HTAP – dérivés d'une substance naturelle, la prostacycline, fruit de recherches couronnées par un prix Nobel de médecine – …et de moins bonnes, la poursuite d'une commercialisation effrénée de l'Isoméride malgré la multiplication des signaux d'alerte.

Dès décembre 1993, François Brenot, Gérald Simonneau et leurs collaborateurs constatent que parmi les soixante-treize personnes souffrant d'HTAP pris en charge en cinq ans, 20 % ont consommé de l'Isoméride. De plus, l'apparition des symptômes de la maladie a succédé, souvent de peu, à l'exposition au médicament. Une étude programmée pour mieux corréler statistiquement ce lien – exposition au médicament et survenue d'une HTAP – est demandée par l'agence française du médicament au laboratoire Servier. Ce dernier s'adresse à l'équipe du professeur Lucien Abenhaïm qui lance une étude dite « cas-témoins ». Pendant deux ans, quatre-vingt-treize personnes souffrant d'HTAP, vues dans de nombreux centres spécialisés à travers toute l'Europe, seront méthodiquement interrogées sur les traitements pris avant l'apparition des symptômes de la maladie. Pour chaque per-

6. AAAVAM – Association d'Aide Aux Victimes des Accidents de Médicaments.

sonne interrogée, quatre personnes non malades de même âge et de même sexe, venant de la même origine géographique, seront également et pareillement interrogées et serviront de témoins.

Les conclusions de cette étude, en fait déjà prévisibles dès la réalisation de l'analyse intermédiaire – faite à mi-parcours de l'étude –, sont accablantes pour le produit : le risque de développer une HTAP est vingt-trois fois plus élevé pour une personne ayant pris plus de trois mois de traitement par rapport à une personne jamais traitée. Vingt-trois fois un risque très faible, car il s'agit d'une maladie très rare, reste un risque faible – environ une personne sur dix mille ayant consommé le médicament – mais s'agissant d'un médicament vendu par dizaines de millions de boîtes chaque année… les conséquences humaines sont potentiellement lourdes.

Les autorités de santé françaises sont averties en 1995 des conclusions de l'étude qui sera publiée en août 1996 dans la plus prestigieuse revue médicale mondiale le *New England Journal of Medicine*. Elles prennent alors la décision de limiter la prescription d'Isoméride aux seuls obèses suivis dans un service hospitalier spécialisé, au grand dam des responsables de la firme Servier voyant fondre le bénéfice colossal espéré. François Brenot fait partie des signataires de cette étude, à titre posthume.

Avril 1996

Dans le même temps, aux Etats-Unis, pays où l'obésité est un fléau – cinquante-huit millions d'américains – la molécule dexfenfluramine est licenciée par le laboratoire Servier à une firme américaine pour sa commercialisation et approuvée sans restriction en avril 1996 sous le nom de Redux par la puissante Food and Drug Administration (FDA), l'autorité de santé états-unienne, alors même que la France commence enfin à prendre quelques précautions.

Comment expliquer cette étonnante insouciance américaine ? Un article de *Time* de septembre 1997 avancera cinq responsables : 1. La FDA qui a trop vite balayé les inquiétudes exprimées par certains scientifiques, oubliant que la survie dépasse rarement deux ans après la découverte d'une HTAP. 2. Les compagnies pharmaceutiques responsables de la production, des essais et de la promotion zélée de ces pilules. 3. Les docteurs et cliniques spécialisés dans l'amaigrissement qui les ont distribuées sans compter. 4. Les grands médias, vantant sans recul ces pilules miracles pour gagner la guerre contre le « gras ». 5. Les attentes frénétiques du grand public vis-à-vis d'un médicament de contrôle du poids, quel que soit le prix à payer.

L'éditorialiste du *Time* ignore encore que quelques mois plus tard sera également découvert un conflit d'intérêt escamoté : deux experts américains ayant participé à l'élaboration du dossier scientifique pour la FDA n'ont pas déclaré leurs intérêts communs avec la firme Servier de laquelle ils ont perçu des rémunérations. Ces mêmes experts vont modérer les conclusions de l'étude de Lucien Abenhaïm dans un éditorial du *New England Journal of Medicine* en mettant en balance d'une part les complications redoutables de l'obésité et d'autre part la rareté des complications du médicament. Le scandale de ce conflit d'intérêts non déclaré éclaboussera jusqu'à l'équipe éditoriale du prestigieux journal.

Le produit connaît, comme prévu, un engouement extraordinaire : deux millions et demi de prescriptions à partir de juin 1996. Parallèlement la fenfluramine[7], molécule coupe-faim apparentée, est également largement consommée, souvent en association avec une autre molécule, la phentermine, association connue sous l'appellation fen/phen. Au total plus de trente millions d'américains auront consommé l'un de ces coupe-faim.

L'histoire prend un autre tournant lorsqu'un deuxième effet toxique grave est observé par une femme chirurgien de la prestigieuse Mayo Clinic de Rochester, aux Etats-Unis. Retrouvant inexplicablement des lésions des valves du cœur très rares et similaires chez plusieurs jeunes femmes américaines obèses, elle finit par faire le lien entre ces observations : toutes ces femmes ont été traitées par ces nouveaux coupe-faim miracles, des fenfluramines dérivés d'amphétamine.

Nouvel article dans le *New England Journal of Medicine* en septembre 1997 et coup d'arrêt brutal à la commercialisation de ces produits aux Etats-Unis. L'Europe, et donc la France, s'alignent, enfin.

7. Egalement commercialisée aux Etats-Unis et en France par la firme Servier sous les noms de Pondimin et Ponderal.

Prologue : histoire de l'Isoméride

Aux Etats-Unis, une procédure judiciaire, dite d'« action de groupe » – *Class action* – est déclenchée afin d'indemniser quelques soixante mille victimes. Selon des cabinets d'avocats impliqués dans ces procès, 3,75 milliards de dollars d'indemnisation ont été obtenus. L'unique victime française indemnisée de l'Isoméride a touché 417 747 euros – honoraires d'avocat inclus – après dix ans de procédure, au motif de l'HTAP. Car en France, une enquête a été diligentée après la catastrophe états-unienne : aucun cas de valvulopathie n'est rapporté. Comme au nuage de Tchernobyl, les frontières françaises semblent imperméables à certains risques…

Intermède : Paris-Brest

Novembre 1996

Démission de mon poste d'assistante à l'hôpital Foch, j'embarque pour « le bout de la terre »... Brest, en Finistère. Conséquence d'un double coup de cœur, survenu des années auparavant : la rencontre de mon futur mari, Bruno, hydrographe, spécialiste de cartes marines et amoureux des aventures maritimes, et la découverte de Brest, ville martyr de la guerre, sans grâce et bétonnée, où « rien n'est joli » pour reprendre les mots de l'écrivain de mer Hervé Hamon, mais nichée au sein de la plus belle rade du monde.

Découverte de l'hôpital de la Cavale Blanche, dont le sens est loin de ce qu'un voyageur croit entendre... la Cavale Blanche, le quartier où l'on rattrapait les fugitifs éperdus, évadés du bagne de Brest. Loin de ces tristes ombres, je suis accueillie avec bienveillance par les professeurs Jean Clavier côté pneumologie, et Dominique Mottier côté médecine interne, ces patrons novateurs ayant compris bien avant l'installation des pôles hospitaliers l'intérêt d'unir leurs forces au sein d'un département unique[8]. Bienveillance vis-à-vis de la Parisienne, enceinte de son troisième enfant, qui naîtra donc petit Brestois, « ti' zef », mais pas de poste médical bien concret à proposer : le remplacement d'une attachée de recherche clinique, responsable de la DRC[9] du CHU de Brest, si j'accepte. Après tout, pourquoi pas ? J'apprends les dispositions légales encadrant la recherche clinique, ses contraintes méthodologiques, budgétaires, administratives.

Janvier 2002

Petit à petit, j'ai réinvesti le soin aux malades, mon métier, en assurant quelques vacations médicales au sein de l'hôpital de jour du département. L'hôpital de jour est une des « bonnes idées » de l'hôpital de demain : les malades viennent la journée se prêter à des bilans ou des soins déjà planifiés, et repartent avec quelques clés en main : un diagnostic, une conduite thérapeutique, des rendez-vous. Structure performante, souple, intéressante. J'y vois bientôt la plateforme nécessaire pour développer une activité qui me tient à cœur depuis mes années d'apprentissage : la prise en charge des personnes souffrant d'hypertension artérielle pulmonaire, l'HTAP.

Les conditions pour créer un centre de compétence sont alors idéales : un réseau national, fruit du dynamisme de l'équipe d'Antoine Béclère, émerge peu à peu et des médi-

8. Département de Médecine Interne et Pneumologie DMIP.
9. Direction de la Recherche Clinique.

caments innovants, issus d'une belle collaboration internationale entre médecins et laboratoires pharmaceutiques, sont bientôt disponibles. Localement, j'ai découvert de véritables pépites de compétence dans des spécialités indispensables pour participer à la prise en charge des malades comme la cardiologie avec mes futurs complices Yannick Jobic et Yves Etienne. Il faut former, créer un réseau régional pour recruter les patients éparpillés dans la région, structurer, coordonner.

L'équipe d'Antoine Béclère nous épaule, ainsi que certains laboratoires impliqués dans cette pathologie, Actelion, Bayer-Schering, Bioprojet, GSK, Pfizer, prompts à nous proposer leurs services pour des questions d'organisation logistique ou autre. Pour la première fois, je découvre toute l'ambiguïté de la collaboration avec l'industrie pharmaceutique, souvent intéressante, parfois dérangeante. Je suis surprise le jour où je reçois un joli chèque après avoir accepté avec joie de rapporter notre expérience de centre régional lors d'un congrès de pneumologie. Je m'interroge sur la nature des collaborations et des liens à venir, utiles à l'élargissement de notre activité, à une implication dans la recherche clinique.

Ma réponse est un peu simpliste, non dénuée de compromis. Je n'accepterai aucune rémunération en échange de ma collaboration dans des projets aussi variés que l'animation de journées consacrées à cette maladie, la réalisation de documents pédagogiques, certains conseils, la rédaction d'articles. Les seules conditions de ma participation étant que j'y voie un intérêt certain pour les patients et puisse agir en totale indépendance, en bref que je considère que cela fasse partie de mon travail rémunéré de médecin clinicien. Cette appréciation est éminemment subjective. Généralement, les responsables comprennent mais le message est plus difficile à faire comprendre à la base, du côté des visiteurs médicaux qui hantent nos couloirs d'hôpitaux, sur instructions.

J'accepte également d'être invitée par ces laboratoires à certains congrès de pneumologie, lieux d'échanges scientifiques irremplaçables. Y renoncer équivaut à ne pas s'y rendre, l'hôpital n'ayant pas les moyens de prendre en charge ces déplacements. J'ai connu un seul médecin qui assistait parfois à ces congrès, sur ses propres deniers, bien que chef de service de réanimation à l'hôpital Foch, le docteur Philippe Loirat.

Quant à la recherche clinique, visant à mieux connaître et développer de nouvelles thérapeutiques, celle-ci se déroule en partenariat avec le Centre d'Investigation Clinique[10] adossé à l'hôpital, créé et dirigé avec fougue par Dominique Mottier, sur la base d'une convention signée entre les laboratoires d'une part, l'hôpital, le CIC et le médecin responsable de la recherche d'autre part. Un financement public de la recherche existe aussi depuis 1992 – le Programme Hospitalier de Recherche Clinique – pour des montants bien plus modestes.

Liens professionnels avec les entreprises du médicament oui, parfois chaleureux, mais conflits d'intérêts ? La frontière est indiscutablement ténue. L'intérêt que l'on peut trouver

10. CIC

dans ces collaborations n'est pas que financier. C'est aussi un moyen d'accès à des tribunes enviées de « leader d'opinion », exercice par essence périlleux. Et je n'ai pas, comme d'autres collègues ayant coiffé la prestigieuse casquette universitaire, le souci de financer une équipe de recherche, parfois très étoffée et bien incapable de fonctionner avec les seuls subsides publics.

Pendant cette période, ma situation d'intermittente de la médecine s'est consolidée après que j'ai été reçue au concours national de praticien hospitalier. Mettant bout à bout différentes sources de financement, la direction a réussi à me concocter un poste de Praticien Hospitalier à Temps Partiel. Intéressant pour une femme, mère de famille de quatre enfants, je m'aperçois rapidement du statut inéquitable de ce poste, non aligné sur les « Temps Plein » malgré les promesses réitérées de tous les ministres qui se sont succédé à la santé. La somme importante allouée à la santé[11] est sans doute mieux dépensée ailleurs.

Beaucoup d'énergie et d'enthousiasme plus tard, notre structure tourne bien, les patients sont heureux que l'on s'intéresse spécifiquement à cette maladie de moins en moins « orpheline » et la collaboration avec les médecins hospitaliers comme ceux du système libéral est fructueuse. Notre centre, intitulé avec une pointe de chauvinisme « Groupe

---

11. En février 2009 un relèvement de la rémunération des praticiens à temps partiel au prorata de leur temps de travail par rapport au statut de temps plein a été promulgué. Une importante inégalité persiste concernant les primes et les retraites.

HTAP de Bretagne Occidentale », est labellisé en 2008 dans le cadre du plan gouvernemental « maladies rares ». Pas un kopeck d'argent public n'accompagne cette labellisation.

L'enquête : histoire du Mediator

Juin 2006

Je feuillette, un peu distraitement, la revue *Prescrire.*

Il s'agit, à ma connaissance, de la seule revue médicale indépendante financièrement de l'industrie pharmaceutique comme des pouvoirs publics. Ni publicité, ni allégeance, *Prescrire*, poil à gratter des firmes pharmaceutiques et de nos autorités de santé, véritable *Que Choisir* de la médecine, est seulement financée par ses trente mille abonnés. La liberté de ton, alliée à la rigueur des analyses scientifiques, en fait une voix originale, souvent intransigeante et donc précieuse dans le paysage de la publication médicale.

Je remarque un encadré évoquant une molécule dont l'énoncé me rappelle vaguement une vieille histoire que je croyais terminée. La rédaction s'insurge, une nouvelle fois semble-t-il, du maintien sur le marché du benfluorex

– commercialisé depuis 1976 sous le nom de Mediator par le laboratoire Servier – un médicament aux effets potentiellement dangereux. Je crois me souvenir que ce médicament, recommandé comme simple adjuvant[12] au régime diabétique, d'une efficacité modeste, ne serait autre qu'un cousin éloigné de l'Isoméride, le coupe-faim meurtrier interdit à la vente en 1997. C'est du moins ce qu'affirme la revue. Alors que toutes les drogues de la même famille, les redoutables amphétamines, ont été retirées deux ans après l'épilogue de l'Isoméride, le Mediator, n'ayant pas l'étiquette d'anorexigène[13], échappe au couperet.

Je referme ma revue. Perplexe. Que sais-je au juste sur le Mediator ? Peu de choses. Aimable placebo pour certains, le Mediator est l'exemple type du médicament « qui ne peut pas faire de mal ». Celui qu'on prescrit par habitude, par lassitude peut-être aussi pour des patientes en quête d'un idéal de minceur, et auquel plus grand monde ne prête attention. Depuis le temps…

La mise en garde de *Prescrire* me laisse d'autant plus rêveuse qu'elle rappelle à mon souvenir une réflexion de mon chef de service de l'hôpital Béclère, Gérald Simonneau, quelques années plus tôt. Alors que je me réjouissais et le félicitais d'un combat durement gagné – l'interdiction de l'Isoméride – il s'agaçait de savoir le Mediator, commercialisé par le même laboratoire, maintenu sur le marché, malgré une parenté probable. Cela m'avait paru incroyable.

12. Se dit d'un traitement auxiliaire destiné à compléter le traitement principal.
13. Anorexigène ou coupe-faim.

Comme beaucoup de médecins de ma génération, j'ai été choquée par le drame de l'Isoméride. Marquée par ces malades que j'ai accompagnés, pour certains, jusqu'à la mort, marquée par le combat, la pugnacité qu'ont dû déployer alors une poignée de médecins pour faire entendre raison aux autorités de santé, pétrifiées à l'idée de mettre fin à une telle « poule aux œufs d'or » pour le laboratoire pharmaceutique.

J'avoue être devenue, après cette première expérience, méfiante.

Copie conforme ? Cousin ? Difficile de le dire. Le flou autour du Mediator est alors savamment entretenu mais les mises en garde répétées de la revue *Prescrire* distillent chez les prescripteurs une vague inquiétude, comme celle que laisse sourdre la rumeur. Les seuls chiffres auxquels j'ai accès, tout d'abord, sont ceux du tiroir-caisse.

Le Mediator, c'est au moins deux millions de consommateurs depuis 1976, sept millions de boîtes vendues par an, quarante-quatrième médicament le plus vendu en officine au hit parade 2006. Un mois de traitement coûte environ quinze euros remboursé au taux maximal – 65 % – par la sécurité sociale.

Février 2007

Ce matin-là, j'assiste à l'examen que subit une patiente adressée par nos collègues de l'hôpital de Saint-Brieuc afin de bénéficier, si possible, de notre expérience dans le domaine de l'HTAP. Madame F. est « très forte » comme on dit pudiquement, plus de 150 kilos, essoufflée au moindre effort et épuisée. Bon nombre de personnes en surpoids peuvent présenter de tels symptômes, conséquence directe de leur obésité et liés à un retentissement sur la respiration. À l'instar de « Fat Joe » domestique au Pickwick Club, croqué par Charles Dickens, somnolant sur sa chaise à toute heure du jour, beaucoup d'obèses « oublient » de respirer. L'image est si vraie que la médecine s'en est emparée pour qualifier cette maladie de « syndrome de Pickwick[14] ». Dans le cas de notre patiente, il existe une autre explication à l'essoufflement : une HTAP importante.

Lorsque je rentre en salle d'opération, ma patiente est péniblement installée sur une table exiguë. Je la salue. La voix tonitruante et chaleureuse qui me répond nous deviendra bientôt familière comme, hélas, sa tristesse face au handicap généré par la maladie. Médecin, infirmières et techniciens sont déjà à l'œuvre. L'opération[15], effectuée sous anesthésie locale, consiste à faire remonter un petit tuyau souple le long d'une grosse veine partant de l'aine jusqu'au cœur afin de mesurer directement les pressions régnant au niveau des cavités du cœur et de la circulation pulmonaire. Toujours content de me voir, Yannick Jobic mon collège cardiologue me fait signe de l'aider. La surface des chairs, les multiples plis en accordéon ne facilitent pas le travail.

L'examen, sous contrôle radiologique, repose sur des recommandations précises : les cardiologues impliqués dans le centre

14. Ou « syndrome obésité hypoventilation ».

15. Un cathétérisme cardiaque.

de compétence brestois ont été parfaire leurs connaissances à l'hôpital Béclère.

Yannick est concentré, précis, rigoureux, mais trouve aussi toujours le moment pour plaisanter un peu et mettre à l'aise le malade, naturellement inquiet. Yannick, animal à sang froid de son propre aveu, méthodique, observe ma désorganisation notoire et mon activité volcanique avec un sourire amusé. Notre collaboration est étonnamment heureuse et synergique.

Le soir même, je rends visite à cette dame dans le service hospitalier. Alors que je l'interroge sur son état, je soulève machinalement la pancarte des traitements suspendue au pied de son lit. Dans la liste, je note la présence de Mediator, régulièrement prescrit, depuis plusieurs années me dit-elle. Ne s'agirait-il pas de ce médicament proche de l'Isoméride, mis en cause par la revue *Prescrire* il y a six mois ?

En un clic, je suis sur Google et Pubmed[16]. Quid du "benfluorex", la molécule du Mediator ? Est-ce un dérivé d'amphétamine, de fenfluramine, comme l'écrit *Prescrire* ? Je tombe sur quelques vieilles études relatives à sa prescription en matière de diabète mais rien sur sa nature réelle. Je tente alors le lien "benfluorex et HTAP" : rien n'a jamais été écrit sur le sujet dans la littérature médicale. Je hausse les épaules, il ne semble pas y avoir grand-chose dans le fond. Quant au mot clef "Mediator" sur Google, passé les catalogues de guitare, il me renvoie rapidement à ce qui semble banal d'appeler sur le net le « régime Mediator ».

16. Principal moteur de recherche sur internet d'articles médicaux.

J'aborde alors le monde des forums d'échanges sur des sites de vulgarisation médicale dont la lecture laisse entrevoir l'implacable réalité du diktat de la minceur. Je découvre ainsi que ce médicament, délivré sur ordonnance pour les diabétiques, est en fait massivement utilisé comme coupe-faim. Les internautes, pour la plupart des femmes jeunes et trop rondes à leur goût, s'échangent des conseils, des adresses de médecins prescripteurs peu regardants. Les témoignages des aspirants à la silhouette idéale vont du cocasse au tragique, entre inquiétude, perplexité, espoir et désespoir :

Septembre 2004, posté par « la voyageuse » : « *Après une visite de routine chez mon médecin samedi, il m'a été prescrit du Mediator. Mon médecin m'a expliqué que c'était sans danger et que, sans me faire maigrir, cela m'aiderait à ne pas stocker tout ce qui est sucres lents [...] du coup j'ai fait des recherches sur le net à cet effet qui m'ont un peu déroutée [...] j'ai lu vos témoignages, mais ce qui m'effraie un peu (eh oui je n'ai pas encore entamé la boîte !) c'est ce côté coupe-faim et embolie pulmonaire qui me rappelle vaguement un autre médoc dont ce n'est plus l'heure de gloire et pour cause ! (Isoméride). J'ai rappelé mon docteur ce matin et il m'a confirmé que c'était sans danger, surtout si on ne fait pas de surdosage. Alors je suis parano, je me fais des films ?* »

Début 2007 par « passionmangue » : « *Bonjour, je suis nouvelle [...] pour info j'ai 3 chiffres à mon poids [...] ça fiche un coup au moral [...] j'ai testé mille et un régimes mais rien n'y fait je ne perds pas. J'ai ensuite été voir une diététicienne [...] ensuite mon médecin m'a fait faire des analyses qui n'ont quasi rien détecté et qui m'a mis sous Mediator, médicament que je n'ai pas encore pris [...] alors de toutes mes forces je vous demande votre* AIDEEEEEEEEEE *!* »

Au milieu des ces échanges, bruissant de rumeurs, fausses certitudes et mauvais tuyaux, je note l'intervention d'un médecin, administrateur de l'excellent site Atoute.org : *« Le Mediator contient du benfluorex,* écrit le docteur Dominique Dupagne dès 2004. *C'est un médicament assez étrange, essentiellement coupe-faim par action proche des amphétamines. Il a échappé à la charrette du marché concernant ses cousines. Son positionnement est subtil, uniquement dans le cadre du diabète et de l'excès de triglycérides. En fait, il est largement utilisé comme coupe-faim en dehors de ses indications officielles. Comme les amphétamines, il est excitant et peut provoquer un excès de nervosité. Tout accident survenant dans cette situation non prévue par la loi engage donc la responsabilité du prescripteur ».* Et Dupagne de conclure *« Je ne serais pas surpris en effet qu'il soit retiré du marché à court ou moyen terme ».* Seul et dernier rescapé du nettoyage après l'interdiction de toutes les amphétamines, on se l'arrache.

Sur beaucoup de ces forums, dénichés par Google, défilent imperturbablement à l'écran les encarts publicitaires vantant les mérites « 100 % réussite, 100 % garanti » de méthodes radicales d'amaigrissement : je-mange-et-je-maigris.com, institut-dulac.com, maigrir-pas-de-regime.com, Patch maigrir -30 kg/10 euros… Les médicaments prétendant contrôler le surpoids et les bonimenteurs ont encore de beaux jours devant eux.

Le terme "anorexigène" renvoie, lui, sur un texte de Wikipedia, la célèbre encyclopédie du net. La saga des anorexigènes, dérivés d'amphétamine, y est bien décrite et l'article s'étonne que la sibutramine, cousin lointain des amphétamines, reste autorisée jusqu'à nos jours en France[17]. Aucune mention du benfluorex, molécule transparente…

Pas très avancée dans mes recherches, je garde l'information dans un coin de ma tête. Il faudra que je pense à utiliser ma « hot-line » favorite : prendre l'avis de l'équipe médicale de l'hôpital Antoine Béclère.

L'occasion m'en est rapidement donnée, tant nos échanges sont fréquents, témoins du travail en réseau, indispensable lorsque l'on aborde le domaine des maladies rares. Marc Humbert me confirme que oui, cela reste une préoccupation sans réponse et qu'ils ont bien, ces dernières années encore, relevé quelques observations de femmes souffrant d'HTAP grave – dont l'une ayant nécessité une greffe pulmonaire – exposées au Mediator. Immédiatement réactif, il me propose de mettre en commun nos observations – nous avons, depuis le cas de Madame F., débusqué une deuxième puis une troisième patiente – et de les publier dans une revue scientifique afin de soulever la question dans le monde médical. Il va en parler de ce pas à Kim pour que nous puissions travailler ensemble, le cas échéant.

Mais qui est donc Kim ? Une charmante étudiante canadienne francophone, en formation dans leur service cette année, pour apprendre l'HTAP. Je comprends d'emblée l'élan de sympathie qu'elle a éveillé à Béclère. Brune, jolie comme un cœur, elle suscite l'enthousiasme avec son énergie et son accent canadien chatoyant et nasillard. La petite

17. La sibutramine a été retirée du marché le 21 janvier 2010 en raison « de risque de complications cardiovasculaires et d'une efficacité modeste ».

équipe française de Clamart, réputée dans le monde entier pour ses travaux sur l'HTAP, reçoit à flux continu des étudiants cosmopolites venus parfaire leurs connaissances de cette maladie. Marc me glisse un jour malicieusement que les Américains, s'attendant à trouver une haute tour de verre, sorte de temple « high tech » de l'HTAP, tombent des nues devant la vétusté du minuscule service parisien. Débrouillardise à la française...

« En attendant, me dit Marc, la priorité est de déclarer tous ces cas à ton service de pharmacovigilance qui les transmettra à l'Afssaps[18]. C'est une obligation essentielle si l'on veut donner une alerte immédiate d'autant que ces déclarations sont également répercutées au laboratoire pharmaceutique concerné. Moi-même, je ne suis pas certain que nous ayons déclaré tous nos cas. Cela prend du temps, mais je vérifie ». Je ne néglige jamais un conseil donné par Marc et déclarerai désormais scrupuleusement tous nos cas, en temps réel. Notre première déclaration, travaillée avec Dominique Carlhant, pharmacologue de l'hôpital, est postée en février 2007.

Mai 2007

Quelques semaines plus tard, je retrouve Kim dans un petit appartement parisien, peinant et rudoyant la langue de Shakespeare pour tenter de mener à bien notre projet de publication. Nos échanges se poursuivront par mail, le tyrannique mais indispensable outil de tous les scientifiques du globe.

18. Agence Française de Sécurité Sanitaire des Produits de Santé qui a succédé à l'Agence du médicament.

Scrupuleuse, consciente d'enjeux commerciaux importants, je reste dubitative. Ces quelques HTAP peuvent être liées à autre chose que le Mediator : l'obésité, la prise antérieure d'autres coupe-faim, amphétamines variées quand ce n'est pas de l'Isoméride, des années auparavant. Tout cela vient compliquer la responsabilité directe du Mediator. Je sens bien que l'hypothèse d'une toxicité grave du Mediator, simple adjuvant commercialisé sans bruit depuis plus de trente ans, reste fragile. La publication que je prépare avec Kim, bien que se gardant de toute conclusion hâtive, risque de ce point de vue d'être balayée d'un revers de main.

Octobre 2007

J'en suis à ce point de mes réflexions lorsque mon collègue cardiologue, Yannick Jobic m'appelle par le « bip » intérieur de l'hôpital : « Irène, me dit-il visiblement assez ému, je viens de voir Claudine L. une ancienne infirmière du service que nous connaissons bien. Je l'avais reçue en 2000 pour un bilan de diabète et son échographie du cœur était parfaitement normale. Entre temps, les choses ont empiré, elle s'est plainte d'essoufflement, de fatigue et a dû être hospitalisée. Je viens de refaire une échographie cardiaque et le résultat est catastrophique. Plusieurs valves sont très abîmées, rétractées, épaissies, cela me rappelle ce qui a été décrit avec l'Isoméride. Quand je lui ai demandé ce qu'elle avait pris, elle m'a répondu, du Mediator depuis 2001 ».

Avec Yannick, c'est toujours du sérieux et je ne me permets jamais de traîner. Comme certains de ses collègues cardiologues, il a entendu des « choses » sur le Mediator. Il connaît la rumeur un peu sulfureuse qui tourne autour de ce médicament mais tout cela reste encore très flou.

Le soir même, je suis au chevet de la patiente hospitalisée. Après lui avoir expliqué avec prudence les raisons pour lesquelles son histoire m'intéresse, je pose quelques questions : maladies ou médicaments connus pour abîmer les valves du cœur, prise de coupe-faim, Isoméride ?

« Oh oui, j'ai dû consommer de l'Isoméride bien avant 1997, se souvient Mme L. Mais très peu de temps » me précise-t-elle, « à peine un mois ». « Et du Mediator ? » « Ah oui, ça beaucoup plus longtemps ». Après calcul, Claudine L. finit par reconstituer son histoire avec une certaine précision. En effet, elle a pris du Mediator pendant 7 ans, de 2001 à 2007. Je réfléchis quelques instants. Certes, l'Isoméride vient brouiller les pistes. Mais pas tant que ça. L'échographie étant normale en 2000 plusieurs années après l'arrêt de l'Isoméride, ce dernier peut difficilement être incriminé en 2007. Reste que le Mediator peut ne pas être le seul en cause. En reprenant le dossier médical, je comprends vite que cette femme a une histoire médicale complexe, traitements hormonaux ou médicamenteux multiples et variés.

Notes prises, je fais revenir Dominique Carlhant pour solliciter une fois encore ses connaissances. Quelle interaction peut-il y avoir entre chacun de ces médicaments et la survenue d'anomalies des valves cardiaques ? Après plusieurs heures de recherche, Dominique revient me voir, une étude détaillée en main. Médicament après médicament, elle a étudié la possibilité d'une implication de chacun dans un éventuel problème de valves. Au final, le résultat est assez clair. Aucun d'eux, ou presque, ne peut être tenu pour responsable de ce type de pathologie. Reste le Mediator.

Retour sur PubMed : côté cœur la pêche est meilleure, quoique mince encore. Deux articles médicaux rapportent chacun un cas de valvulopathie chez des personnes ayant consommé du Mediator. Le premier article a été publié en 2003 par une équipe espagnole qui ne manque pas de faire le rapprochement avec les ennuis dus à l'Isoméride. Dès ce signalement connu, j'apprends, en consultant la revue *Prescrire*, que la commercialisation du Mediator est interrompue en Espagne et en Italie. Le Mediator reste alors commercialisé seulement en France, au Portugal et autorisé à Chypre. Le deuxième cas est déniché en 2006 par le professeur Montastruc, éminent pharmacologue à Toulouse, membre de la Commission Nationale de Pharmacovigilance[19] et relecteur régulier de la revue *Prescrire*.

Quelle est d'ailleurs la position de cette Commission ? Dans un effort louable de transparence, poussée par la réglementation européenne, l'Afssaps a promis depuis 2005 de

19. Cette Commission de l'Afssaps est chargée d'analyser les observations d'effets indésirables possiblement liés à des médicaments. Ces observations, rapportées par des personnels de santé, sont traitées par les centres régionaux de pharmacovigilance puis transmises à la Commission Nationale. Cette procédure de pharmacovigilance vise à dépister des effets indésirables rares, liés à la consommation d'un médicament et découverts souvent après sa commercialisation.

mettre en ligne, sur sa page web, les comptes rendus des réunions de la Commission. Je m'apercevrai bientôt que cette mise à disposition des comptes rendus au grand public peut être différée, *sine die*.

Je prends connaissance du rapport de *« l'enquête officielle relative aux hypertensions artérielles pulmonaires et aux troubles neuro-psychiatriques observés avec Mediator (benfluorex) »* menée par le centre de pharmacovigilance de Besançon et examinée par la Commission le 29 novembre 2005.

De nombreux effets psychiques de type « amphétamine » sont rapportés ainsi que quinze observations d'HTAP, maladie pourtant très rare. Le raisonnement suivi par la Commission est alors le suivant : les cas d'HTAP considérés comme douteux ou survenus sous Mediator chez des patients ayant auparavant été exposés à l'Isoméride ne sont pas pris en compte de même que deux cas d'HTAP dues à des valvulopathies. Restent deux observations, qui rapportées au nombre de boîtes de Mediator consommées, sont considérées comme « attendues » par rapport à la fréquence connue de la maladie dans la population générale.

Le calcul me laisse songeuse : moins de 5 % des effets indésirables liés aux médicaments sont déclarés aux centres de pharmacovigilance. La raison ? Trop de paperasseries pour les médecins cliniciens, rarement au chômage technique. Le chiffre faible de deux observations est donc forcément complètement faux, la face émergée d'un possible iceberg. Il ne peut raisonnablement être utilisé en face d'un chiffre « solide », le nombre de boîtes vendues. Comme le remarque la revue

Prescrire, encore elle, dans un article général consacré aux risques des traitements : « *quelques observations troublantes suffisent souvent à donner l'alerte [...] ce sont quelques observations fines de cliniciens qui ont alerté sur les HTAP des anorexigènes amphétaminiques. La réalisation d'études épidémiologiques*[20] *pour confirmer ce risque n'a eu d'autre « avantage » que de ralentir la décision de retirer ces médicaments du marché* ». Ces études sont nécessaires bien sûr, mais après avoir mis les patients, au mieux à l'abri si le médicament n'est pas tenu pour indispensable, au minimum en garde. Dans ce même article, la revue souligne également que « *pour les médicaments, il faut tenir compte aussi d'éléments de pharmacologie*[21] *et de physiologie*[22] ». Mais j'ignore encore précisément la pharmacologie du produit.

La Commission Nationale de Pharmacovigilance, à laquelle participent pharmacologues et épidémiologistes, valide pourtant le rapport, tout en souhaitant une réévaluation du rapport bénéfice/risque[23] du produit.

Aucune mention n'est faite de la valvulopathie espagnole et du retrait du médicament d'autres marchés européens.

Au Gabon, où la molécule semble également commercialisée, une note du bulletin national de pharmacovigilance, datée de 2006, déclare sous le titre « *Benfluorex (Mediator), s'il*

20. L'épidémiologie est l'étude des facteurs influant sur les maladies des populations humaines.
21. La pharmacologie étudie les mécanismes d'interactions entre une substance active, comme un médicament et l'organisme dans lequel il évolue.
22. La physiologie étudie le rôle et le fonctionnement des organismes vivants.
23. Le rapport bénéfice/risque met en balance les bénéfices d'un médicament avec ses effets secondaires.

n'en reste qu'un... » : « *Le Mediator est un amphétaminique adjuvant du régime chez les diabétiques [...] beaucoup plus souvent utilisé par les « maigrisseurs ». Du fait de sa diffusion en France quasi exclusivement, de ses indications officielles plutôt hypocrites (efficacité non démontrée), il a échappé au nettoyage (salutaire !) des anorexigènes amphétaminiques en 1999. Il ne faut donc pas s'étonner que les effets indésirables notifiés avec cette molécule soient ceux que l'on peut attendre avec un amphétaminique : plusieurs cas de confusion, de désorientation, de bouffées délirantes, d'hypertension artérielle pulmonaire, un cas de dépendance et un de dopage. Bien entendu, compte tenu de la sous-notification, on peut supposer que le nombre de cas survenus est largement supérieur au nombre de cas notifiés* ». La signature est de Françoise Haramburu, pharmacologue du Centre Régional de Pharmacovigilance de Bordeaux, membre de la Commission Nationale – française – de Pharmacovigilance. Heureux Gabonais...

En France, une mise à jour des données de pharmacovigilance est faite en Commission Nationale le 27 mars 2007. Depuis 2005, trois nouveaux cas d'HTAP ont été déclarés : sans doute les premiers cas brestois et de l'hôpital Antoine Béclère... auxquels va s'appliquer la même règle arithmétique – nombre de cas rapportés au nombre de boîtes vendues – conduisant à la même étonnante conclusion de 2005 : pas de signal significatif de toxicité pour l'HTAP. Est-il donc si banal de signaler des HTAP ? Provenant d'un ou deux centres ?

Le rapport mentionne une observation unique de valvulopathie rapportée par Montastruc en 2006. En réalité, six cas de valvulopathie suspects ont été enregistrés dans la base nationale à cette date, décrits avec minutie dès 1999, mais un seul cas est publié dans une revue scientifique accessible à tous.

Le compte rendu des discussions au sein de la Commission laisse entrevoir la tenue d'un débat contradictoire : « *les membres de la Commission considèrent que le libellé de l'indication* – raison justifiant la prescription du Mediator – *[…] n'est ni clair ni conforme aux données des études cliniques. Ils ont d'autre part tenu à souligner que les laboratoires Servier n'ont pas déposé de demande de renouvellement de l'AMM de benfluorex en Espagne et en Italie […] Certains membres de la Commission Nationale ont par ailleurs tenu à faire connaître leur opinion en se prononçant pour un rapport bénéfice/risque défavorable du Mediator* ». On s'interroge donc, sans plus.

La Commission d'Autorisation de Mise sur le Marché[24] réunie le 5 avril 2007 émet alors les propositions suivantes : 1- Rajout dans la notice du médicament de l'existence d'effets indésirables : *« agitation, délire, hallucinations »* 2 – Retrait de l'indication « adjuvant au régime en cas d'hypertriglycéridémie[25] » en l'absence d'efficacité prouvée 3 – Maintien de l'indication *« adjuvant du régime adapté chez les diabétiques avec surcharge pondérale »*, la Commission soulignant toutefois *« qu'aucune conclusion définitive ne peut être portée sur cette efficacité »* 4 – Demande qu'une *« communication soit faite sur*

24. La Commission d'AMM autorise la commercialisation d'un médicament ou en décide le retrait en fonction des bénéfices et des risques estimés. Elle s'appuie, pour l'appréciation du risque, sur l'avis de la Commission de Pharmacovigilance.
25. Hypertriglycéridémie : présence de trop de « gras » dans le sang.

l'usage hors AMM du médicament » – indication non autorisée dans l'objectif unique d'un amaigrissement –.

La traduction des ces injonctions par la filiale Biopharma – responsable de la commercialisation du médicament – du laboratoire Servier est faite par au moins deux courriers, sur papier glacé, adressés à la communauté médicale française.

En septembre 2007, les médecins français sont ainsi avertis d'une *« actualisation de l'AMM de Mediator »* par un courrier sobre, informant du maintien de l'indication du Mediator comme adjuvant au régime diabétique, *« bien entendu, remboursé dans cette indication »* et du retrait de l'indication dans les hypertriglycéridémies. Le directeur général de Biopharma ajoute dans un court paragraphe *« nous attirons également votre attention sur les autres rubriques (effets indésirables/précaution d'emploi) qui comportent des précisions supplémentaires par rapport au libellé antérieur »*.

Au dos, dense, se déroule le texte réglementaire du Résumé des Caractéristiques du Produit[26]. Pour deviner ce qui a changé, c'est-à-dire la découverte de nouveaux effets toxiques, mieux vaut avoir été champion au « jeu des 7 erreurs ».

Aucune allusion à l'utilisation inappropriée du médicament comme coupe-faim.

D'autres éléments, dont je prendrai connaissance plus tard, resteront sur la même ligne. Comme ce courrier de Biopharma, plus bref, en avril 2009 avec, figurant sur l'enveloppe

26. RCP, notice officielle du médicament.

d'envoi et la lettre, un bel encadré flashant comme une pub : *« NOUVEAU libellé d'AMM »*. Le directeur général de la filiale annoncera *« avec plaisir que le Mediator figure maintenant parmi les spécialités de la classe "autres antidiabétiques sans insuline" »*. Cette information anodine – en principe connue des prescripteurs depuis l'origine, 1976 – sera cette fois-ci surlignée au stabylo jaune, dans le texte réglementaire figurant au verso.

Par contre, lorsqu'un médecin généraliste, ami de Yannick, s'inquiètera auprès de son visiteur médical du risque d'HTAP sous Mediator, il recevra la réponse suivante, datée du 3 octobre 2008 :

« Monsieur et Cher Confrère,

Nous vous remercions de l'accueil que vous avez réservé à l'Attachée d'Information venue vous présenter notre spécialité Mediator 150 mg.

Au cours de cet entretien, vous avez souhaité recevoir un complément d'information sur le risque d'hypertension artérielle pulmonaire avec Mediator 150 mg.

Mediator 150 mg présente une bonne sécurité d'emploi.

D'ailleurs, dans le cadre du renouvellement quinquennal de l'autorisation de mise sur le marché, la Commission d'AMM a rendu un avis favorable, en juin 2007, chez le diabétique avec surcharge pondérale, en association à un régime adapté.

Aucune mention concernant un risque d'HTAP n'est spécifiée dans la monographie de Mediator 150 mg.

En outre, la Commission Nationale de pharmacovigilance a rendu public sur le site internet de l'Afssaps en mars 2006 un rapport concernant les résultats de « l'enquête officielle relative aux hypertensions artérielles pulmonaires et aux troubles neuropsychiatriques observés avec Mediator 150 mg », que nous vous adressons ci-joint.

[...] la conclusion du rapporteur de l'enquête est d'ailleurs que « le signal de cas d'HTAP [...] ne constitue pas un signal significatif de toxicité de Mediator 150 mg ».

Ces informations concourent à la bonne tolérance cardiopulmonaire de Mediator 150 mg.

Souhaitant avoir répondu à votre attente, nous vous prions d'agréer, Monsieur et Cher Confrère, l'expression de nos sincères salutations. »

Signé par le « *Pharmacien Information Scientifique* », Biopharma.

Le compte rendu de la Commission Nationale de Pharmacovigilance de mars 2007, laissant entendre la possibilité d'effets secondaires préoccupants dont l'HTAP, sera « zappé ». Intégralement.

Je remarque également que le Mediator est officiellement un « adjuvant » du diabète et non un « traitement ». Le dossier scientifique censé démontrer une efficacité lui accordant le statut de « traitement » est si mince, si fragile, que les autorités de santé ont régulièrement refusé ce label au laboratoire. Quitte à se fâcher, comme en 2002, par la voix du directeur général de l'Afssaps lorsqu'un document de communication publicitaire du laboratoire apparaît clairement tendancieux, cherchant à *« positionner Mediator au même niveau* – que la metformine, un antidiabétique important – *de la stratégie thérapeutique du traitement du diabète… ce qui ne correspond pas à l'indication validée par l'autorisation de mise sur le marché de Mediator »*. De plus, le Mediator ne figure dans aucune des recommandations, nationales ou internationales, pour la prise en charge et le traitement du diabète.

Ayant fini l'étude du dossier de Claudine L., j'adresse un petit mail à Marc Humbert pour l'informer de cette trouvaille. À deux heures du matin. La réponse fuse quelques instants plus tard… cela me fait sourire. Bien entendu, sauf en garde aux urgences, je dors généralement profondément à cette heure alors que Marc, lui, travaille. Réconfortant ce petit message en pleine nuit, annoncé par un bip sonore caractéristique, comme tombent les dépêches : « Intéressant ! Il faudra étudier les valves de ta patiente si elle doit être opérée, et sans doute inclure cette observation dans la publication des cas d'HTAP. »

Les valves cardiaques et leurs atteintes, appelées valvulopathies, ce n'est pas vraiment mon affaire, étant pneumologue. Je retourne à « mes chères études » afin de me remémorer les causes pouvant provoquer de telles lésions.

L'une des principales causes de destruction des valves cardiaques, le redoutable rhumatisme articulaire aigu, est à l'origine de l'épopée héroïque des premières opérations « à cœur ouvert ». Quelle femme de ma génération n'a pas sangloté, à ses quinze ans, à la mort de la charmante Beth, l'une des quatre filles du Docteur March ? Après avoir contracté une scarlatine, la jeune fille développe une réaction anormale, sorte d'allergie, se manifestant par des douleurs articulaires – rhumatismes – puis une atteinte des valves du cœur aboutissant à une insuffisance cardiaque dont elle meurt. Complication très fréquente de l'angine avant l'ère des antibiotiques jusque dans les années cinquante, le tableau typique de ces valves « rhumatismales » a progressivement disparu de nos contrées bien médicalisées à l'inverse hélas des pays du tiers-monde[27]. « Chez nous », les valves, notamment la valve mitrale, s'abîment et peuvent « lâcher » à cause d'une maladie dégénérative responsable de rupture de cordages. D'autres causes existent, plus rares. Enfin, les valves s'abîment avec l'âge, tout simplement parce que nous vivons plus vieux qu'avant. La cause historique « rhumatismale » après angine ou scarlatine a disparu, tout bonnement.

Février 2008

Quelques semaines après sa première hospitalisation, une intervention est programmée pour Claudine L. Changement des deux valves, mitrale et aortique, à cœur ouvert. Rien que ça. C'est au programme opératoire du patron de chirurgie

27. La « Chaîne de l'Espoir » du professeur Alain Deloche ainsi que d'autres chirurgiens cardiologues occidentaux vont opérer sur place les enfants atteints de ces maladies.

cardiaque, Jean-Aubert Barra, un homme habile, affable, qui hausse les sourcils d'un air étonné : « Tu t'intéresses à la chirurgie cardiaque maintenant ? Je t'accueille bien volontiers, demain, 9 heures salle 6 au bloc opératoire ».

Passage obligé par les vestiaires mixtes du bloc, pyjama vert informe, sabots plastiques, casaque, masque… me voilà transformée en l'une de ces étranges créatures indifférenciées du bloc opératoire, centre névralgique et fascinant de l'hôpital. Signe distinctif : l'appareil photo en bandoulière. Je me fais gauchement conduire dans l'une des salles où se déroule l'intervention. Instantanément happée par le mystérieux huis clos qui s'y tient : les chirurgiens et leurs aides, penchés au-dessus d'un cœur encore palpitant, puissamment éclairé par un grand scialytique, étymologiquement « une lumière qui délie l'ombre » ; l'anesthésiste, affairé dans l'obscurité au contrôle des paramètres vitaux du patient. Derrière la scène, j'aperçois l'homme clé de cette chirurgie, aux commandes de la circulation extra corporelle, une pompe brassant les cinq à six litres de sang par minute en relais du cœur maintenant inerte et ouvert à nos regards curieux. Maladroitement perchée sur un escabeau, je mitraille au hasard le champ opératoire. La valve mitrale est retirée avec méticulosité, « irrécupérable » commente Barra et posée délicatement sur un drap vert. J'observe, puis prend quelques clichés de cet anneau blanchâtre aux cordages épais et réalise alors que je n'ai aucune idée de l'aspect d'une valve normale. Je questionne Barra : « les cordages sont très épaissis, raccourcis, aspect non spécifique, cela ne me fait penser à rien de spécial » répond-il, absorbé à présent par la pose d'une prothèse artificielle. Il fait adroitement glisser celle-ci le long de fils régulièrement disposés autour de l'anneau cardiaque béant. La congruence, garante d'une bonne étanchéité de la nouvelle valve, est parfaite. Je m'éclipse, après avoir donné des instructions précises pour que la valve abîmée soit ensuite examinée attentivement au microscope.

Notre manuscrit pour la publication est bien avancé, je rajoute un paragraphe incluant l'étude de cette valvulopathie et m'interromps à la description de l'aspect microscopique de la pièce opératoire. L'aspect est-il celui rapporté sous Isoméride ? Je consulte l'article de Heidi Connolly, le chirurgien de la Mayo Clinic à l'origine des premières descriptions, et appelle un collègue anatomopathologiste[28], Laurent Doucet. Comparant les deux rapports, mot à mot, anglais contre français, nous nous apercevons de la similitude frappante des deux aspects décrits, valve sous Isoméride, valve sous Mediator.

Le cas de Claudine L. est déclaré en février 2008.

Depuis l'intervention, j'ai dû potasser pour approfondir mes connaissances sur les atteintes des valves cardiaques secondaires à l'Isoméride. Toutes les publications sont d'outre-Atlantique, aucun cas français n'ayant été décrit, curieusement. Les travaux, après l'alerte retentissante de Connolly, ont été bien faits, à l'américaine, c'est-à-dire à grande échelle. Analyse de cohortes d'obèses exposés afin d'estimer la fréquence des atteintes cardiaques et leur évolution à l'arrêt du

28. L'anatomopathologie est une spécialité médicale qui se consacre à l'étude des lésions macroscopiques et microscopiques des tissus pathologiques prélevés sur un sujet vivant ou décédé.

traitement. Travaux en laboratoire pour démonter les mécanismes intimes, moléculaires, de cette étonnante et redoutable toxicité.

La clé tient en un mot : norfenfluramine. Cette substance apparaît dans le sang après ingestion d'Isoméride[29]. Elle se fixe sur certains récepteurs enchâssés dans la membrane des cellules du corps, et, allez savoir pourquoi, ces récepteurs sont très nombreux à la surface des valves du cœur et de leurs cordages. Cette fixation entraîne une cascade de réactions aboutissant au dépôt d'une gangue blanchâtre et fibreuse recouvrant, déformant et rétractant valves et cordages. Cette même norfenfluramine semble également à l'origine du mécanisme conduisant à l'installation d'une HTAP. Un poison, deux cibles, le cœur et/ou les poumons. Pourquoi, l'une ou l'autre ? Pourquoi telle personne atteinte et pas l'autre ? Mystères de la biologie du corps humain…

La séquence est si bien démontrée, dès 2000, qu'elle pousse les scientifiques à alerter solennellement la communauté médicale internationale du risque d'empoisonnement dès qu'il y a production de norfenfluramine. Ainsi cet éditorial, publié dans le *New England Journal of Medicine* en septembre 2007, exhorte-t-il à la vigilance dans les termes suivants : *« Sur la base de ces découvertes* – le rôle toxique de la norfenfluramine – *mes collègues et moi pressons les compagnies pharmaceutiques et les Agences de régulation de chercher attentivement les drogues ayant ce type de métabolites avant d'initier tout essai clinique, afin d'empêcher un nouveau désastre de type fen/phen* – fen-

29. Une substance apparaissant ainsi dans l'organisme après l'administration d'un médicament est appelé un métabolite.

fluramine/phentermine –. *Clairement, les médecins doivent éviter de prescrire de telles drogues, incluant [...] les dérivés d'amphétamines (fenfluramines, ecstasy...) »*.

Isoméride OK, mais Mediator ? Je bute sans cesse sur le même obstacle : impossible d'identifier vraiment la nature exacte du Mediator. Les articles me renvoient aux mises en garde de *Prescrire* dénonçant les possibles méfaits du Mediator, *« dérivé de fenfluramine »*. D'où tiennent-ils pour certaine cette information cruciale mais non disponible ailleurs, sur l'immense toile du net ? J'adresse un mail à la revue et reçois quelques jours plus tard par la poste la photocopie intégrale d'un ouvrage rassemblant les actes d'un symposium international consacré aux amphétamines et leurs dérivés, publié en 1970 aux éditions *Raven Press*, New York. Un article est entièrement dédié à l'étude des effets d'un « dérivé de fenfluramine », le benfluorex, la molécule du Mediator. Il est signé par deux chercheurs appartenant au *Groupe de Recherche des Laboratoires Servier*. En revanche, je ne trouve pas d'éléments relatifs au métabolisme de la molécule, c'est-à-dire à son devenir dans l'organisme.

Ainsi oui, j'ai la certitude que le Mediator appartient à la famille des fenfluramines, mais que partage-t-il de façon précise en commun avec l'Isoméride ?

Avril 2008

Ebranlée à son tour, Dominique notre pharmacologue décide de contacter ses collègues du laboratoire Servier. Qu'en est-il réellement du Mediator ? Y a-t-il effectivement parenté entre celui-ci et l'Isoméride ? Quelques jours plus tard, elle vient me trouver un papier à la main. Quelques lignes charmantes, aussi légères que des bulles de champagne accompagnées d'une pièce jointe.

« Mediator et les fenfluramines empruntent des voies métaboliques bien distinctes qui expliquent des activités pharmacologiques radicalement différentes [...] un troisième métabolite, dérivé fenfluraminique, ne représente que 2 % de la dose administrée [...] En conclusion, est-il écrit, le 7 avril 2008, *Mediator 150 mg se distingue radicalement des fenfluramines* – Isoméride – *tant en termes de structure chimique et de voies métaboliques que de profil d'efficacité et de tolérance »*. Il n'y aurait donc pratiquement aucune ressemblance entre les deux spécialités Mediator et Isoméride. Le courrier est signé par le *« Directeur de la Division Scientifique de Servier et trésorier de la SFPT* (Société Française de Pharmacologie et de Thérapeutique) *Information Servier »*. Dirigeant du laboratoire Servier d'une part et tenant les cordons de la bourse de la Société Française de Pharmacologie d'autre part, société savante rassemblant les responsables français du médicament.

« Peut-être allez-vous à Clermont-Ferrand cette semaine au congrès de pharmacologie et de pharmacovigilance ? » s'enquiert le galant directeur. *« Si oui, je serais ravi de vous y rencontrer. »*

J'apprends ainsi que réunions et congrès, traitant de pharmacovigilance, c'est-à-dire de la surveillance des effets indésirables liés aux médicaments, sont très largement financés par cette firme.

Dominique se souvient avoir aussi gardé quelque part des renseignements sur la nature du Mediator, remis par le laboratoire Servier à l'Afssaps, il y a quelques années. Elle revient quelques jours plus tard avec un document du laboratoire, non publié, donnant, enfin, des renseignements précis : *« Le benfluorex (Mediator) produit deux métabolites principaux : le 1-* (suit un long nom de composé chimique) *et la norfenfluramine... ».*

La norfenfluramine, le métabolite toxique de l'Isoméride, un poison puissant, produit presque à l'identique par l'organisme après ingestion de Mediator comme d'Isoméride. Je relis plusieurs fois ces notes, incrédule. Je compare les formules chimiques, les taux de norfenfluramine mesurés dans le sang avec l'une ou l'autre de ces « spécialités ». Même ordre de grandeur. Bonnet blanc, blanc bonnet.

Je réalise ainsi que cette information, non disponible auprès des médecins, même après demande auprès de responsables du laboratoire, est essentielle. La règle me paraît simple : même métabolite, même toxicité... Mais qui pouvait faire le rapprochement ? Je comprends à cet instant que tout est possible, même trente ans après.

Je réfléchis... L'information, connue de l'Afssaps, n'était-elle vraiment pas disponible ? J'ai toujours gardé un petit œil sur l'affaire des anorexigènes, amphétamines et fenfluramines. D'abord dans le cadre de mon domaine de compétence, l'HTAP. Un observatoire des HTAP a été mis en place en 2002 par l'équipe de Béclère, sous la houlette de Marc Humbert et parrainé par le laboratoire Actelion, impliqué dans la prise en charge de l'HTAP. Nous y avons participé et les données de ce registre ont été publiées en 2006. On découvre alors, mauvaise surprise, que près de 10 % des patients vus en 2002 ont consommé ces coupe-faim avant leur retrait, cinq ans auparavant. Isoméride, une bombe à retardement…

Ces données ont incité l'Afssaps à diffuser en juin 2006, aux centres compétents pour la prise en charge de l'HTAP, une mise en garde vis-à-vis des effets retardés des anorexigènes, fenfluramines retirées en 1997 et amphétamines interdites en 1999. J'ai gardé le listing que je parcours rapidement : le benfluorex, pourtant de la famille des fenfluramines, est le grand absent. Il n'y a pas une branche à laquelle se rattraper.

Si l'on résume, lorsqu'un médicament appartient à la famille des fenfluramines – comme l'Isoméride ou le Mediator – et qu'il est consommé, il apparaît dans l'organisme un métabolite appelé norfenfluramine. Et lorsque de la norfenfluramine apparaît dans le sang, il existe un risque d'atteinte grave des valves du cœur. Si on ne le sait pas, si on ne peut pas le savoir, on n'a aucune raison de faire le rapprochement entre l'apparition d'une maladie des valves du cœur et la consommation d'un « inoffensif » adjuvant antidiabétique comme le Mediator.

En l'absence d'information diffusée ou disponible sur la nature de ce médicament – hormis les articles de la revue *Prescrire* – les quelques cas spontanément déclarés d'HTAP et de valvulopathies possiblement liés au Mediator, soigneusement décrits, me paraissent subitement un vrai miracle, relevant d'un quasi pouvoir de divination. La possibilité d'une sous-notification massive, par ignorance de la nature de la molécule et de ses effets devient une hypothèse plausible.

Communiquer nos observations à titre d'alerte me semble à présent non seulement légitime mais nécessaire. Il y a deux moyens pour diffuser de l'information dans la communauté scientifique : les congrès et les revues médicales.

La publication est « sur les rails » avec ma charmante Kim et la supervision de Marc Humbert. Proposer une communication à un congrès est une procédure bien plus simple, il faut soumettre, par internet, un court « abstract » – résumé – ciblant de façon concise l'objet de la présentation. Le prochain congrès européen de pneumologie se tiendra à Berlin en octobre 2008 et la fameuse « dead-line », la date butoir pour la soumission, n'est pas encore dépassée. L'abstract est accepté, l'été passe très vite et nous y voilà, enfin presque.

Octobre 2008

La veille de mon départ, j'ai bien rédigé péniblement un petit topo pour commenter les diapositives, mais je suis loin d'être à l'aise en anglais, un petit « training » s'impose. Je traverse la rue et débauche ma voisine, Anne-Catherine, qui derrière une apparence bien brestoise de « tradi » – femme d'officier de marine et mère d'une nombreuse marmaille – dissimule l'esprit vif et brillant d'une intellectuelle remarquablement anglophone. Nous voilà toutes deux, dans ma salle à manger bourgeoise, munies de tasses de thé « Mariage Frères », biffant et déclamant un petit texte que j'imprime, police Times 26 avec accents toniques bien visibles pour pouvoir me raccrocher au texte, en chaire, d'un discret coup d'œil.

À ce même congrès, tenu l'année précédente à Stockholm, j'étais partie avec un petit travail en poche, à présenter sous forme de « poster », affiche papier ou électronique. Je ne m'attendais pas à présenter ce travail également à l'oral et m'étais gauchement exprimée, accent pseudo-anglais et traduction approximative. J'aurais alors volontiers embrassé l'élégant américain qui, s'étant levé à la fin de ma présentation, avait tenu à me féliciter pour l'intérêt de mon modeste propos. Attitude si fair-play que je m'étais empressée d'en savoir plus auprès de Marc Humbert. Il s'agissait de son ami Paul Hassoun, professeur de médecine au prestigieux Johns Hopkins Hospital de Baltimore, levantin, cultivé et francophile. C'est grâce à Paul, revu ensuite lors d'un symposium mondial consacré à l'HTAP, que j'ai découvert puis suivi avec passion l'irrésistible ascension d'un jeune sénateur noir de l'Illinois, un certain Barack Obama.

Me voici cette année à Berlin, un peu noyée au milieu de quelque quinze mille de mes confrères pneumologues, venus du monde entier assister à l'une des grand-messes de la pneumologie. Je suis émue de revoir cette ville, méconnaissable, resplendissante, où j'ai séjourné à quinze ans, côté Ouest. Je me rappelle le Mur omniprésent, une incursion côté Est après avoir franchi la frontière au célèbre Check Point Charlie. Des armes, des uniformes, la grisaille, une sensation de guerre froide...

Installée dans la salle du congrès dédiée à l'HTAP, je retrouve nombre de mes collègues du réseau français de l'HTAP, des amis pour la plupart, et aperçois avec soulagement Paul Hassoun qui préside la session dans laquelle je dois intervenir. Si je ne comprends pas une question posée en anglais, situation redoutée par les conférenciers médiocres anglophones, il pourra me prêter main forte. Deux interventions précèdent la mienne : Marc Humbert, très à l'aise, puis Vincent Cottin, jeune professeur lyonnais, qui entame son « speech » avec un petit compliment à l'adresse de Marc : « It is very difficult to speak after Marc... » Qu'à cela ne tienne, j'attaque mon topo bille en tête : « It is very very difficult to speak after Marc and Vincent... », souriante à défaut d'être vraiment à l'aise.

L'intérêt suscité dans la salle est modeste car en Europe seule la France est encore vraiment concernée par le Mediator. À peine descendue de l'estrade, je suis arrêtée par une jeune femme à l'air décidé : « Bonjour, je suis journaliste médicale à l'APM[30], me dit-elle en me tendant la main. Je m'ennuie à mourir dans ce congrès, en revanche votre sujet m'intéresse. Je connais bien l'histoire de l'Isoméride et votre affaire m'intrigue... Accepteriez-vous qu'on en parle dix minutes ? ».

30. Agence de Presse Médicale.

Nous nous installons par terre dans un couloir du congrès, papiers éparpillés tout autour de nous. Après lui avoir expliqué ma démarche, je lui demande la faveur de relire son papier avant publication ce qu'elle accepte volontiers, consciente d'aborder un sujet sensible.

Je retrouve ensuite Marc autour d'un chocolat chaud dans un troquet de la ville aux allures de café viennois. Il connaît et apprécie cette journaliste qui a en effet couvert l'affaire de l'Isoméride pour son agence. Mon sang se glace un peu en revanche lorsqu'il évoque une petite mésaventure médiatique qu'il a vécue après la publication des effets à retardement de l'Isoméride. Sa petite fille l'avait appelé sur son portable pour lui signaler que des gens sonnaient à sa porte et le cherchaient… Des journalistes, découvre-t-il en rentrant. Il me promet de me montrer le numéro du *Parisien* avec sa bobine affichée en première page sous le titre choc : "Le rapport qui accuse".

Plus habitué aux honneurs de la presse scientifique, il en rit encore.

La dépêche tombe sur le fil de l'APM quelques jours plus tard. L'article est très bien, pas de ton polémique mais les bonnes infos. J'attends une éventuelle onde de choc avec une certaine appréhension. Pas une vaguelette.

Novembre 2008

Quelques jours plus tard, nous levons un petit verre avec les membres de l'équipe soignante engagés dans le centre de compétence HTAP, tout juste labellisé. Au Champomy et avec des bonbons... nous sommes en service. Je m'enquiers poliment de l'identité d'un inconnu présent à notre petit pot, ponctuel et discret : il s'agit du directeur du CHU, fraîchement nommé à Brest, venu nous rencontrer. Je lui expose notre entreprise, l'informe également de la dépêche APM.

Je bavarde aussi avec Yves Etienne, cardiologue solide, breton taiseux mais regard pétillant par-dessus sa petite moustache. Il me signale avoir fait une échographie l'après-midi même à une femme d'une cinquantaine d'années et observé de graves lésions des valves cardiaques, proche des descriptions sous Isoméride à bien y réfléchir. Survenues après tout juste un an de Mediator.

Incorrigible bavarde, j'ai parlé de nos doutes à tous les cardiologues de l'hôpital. Je croise Marjaneh, une belle iranienne du service, mon amie. Elle me dit avoir justement interrompu un traitement par Mediator, par précaution, à l'un de ses patients, après avoir constaté une fuite au niveau de la valve tricuspide[31]. À ma question « pour quelle raison le suis-tu en consultation ? » elle explique qu'il a deux valves cardiaques artificielles, posées il y a quelques années, une vieille histoire... que je vais récupérer au fond des archives de l'hôpital. À l'époque, en 2003, le chirurgien avait noté

31. Valve cardiaque située entre l'oreillette et le ventricule droit.

dans le compte rendu opératoire que les valves étaient très remaniées, notamment les cordages. Je remonte encore avant dans les courriers : le patient était traité depuis des années par Mediator, pour un diabète.

Je poursuis mon travail à l'hôpital de jour, bilans, enquêtes diagnostiques… cette fois-ci, c'est un problème d'eau dans la plèvre[32], une pleurésie, qui essouffle une patiente de 61 ans. Le bilan est approfondi, côté poumon puis côté cœur. C'est le cœur qui est en cause, une valve très abimée, rétractée. Dix ans de Mediator.

Pour tous ces patients, les cardiologues évoquent une valve « rhumatismale », faisant suite à un supposé rhumatisme articulaire aigu, maladie censée avoir disparu de notre pays. Le hic d'ailleurs, c'est que les patients n'ont aucun souvenir d'un problème de ce genre dans leur enfance, comme cela aurait du être le cas. Pire même, on ne leur a jamais signalé de problème cardiaque avant ces dernières années, avant l'introduction du Mediator.

J'ai tenté une expérience avec un collègue de chirurgie cardiaque : « Excuse-moi, tu pourrais me dire à quoi ça te fait penser, ça ? » lui ai-je demandé en lui montrant les photos prises au bloc opératoire. « Ça ? Bah… mais c'est une valve rhumatismale ! » m'a t-il répondu presque sans hésiter avant de se lancer dans un exposé très détaillé des lésions apparentes. « Ah bon, tu es sûr ?... As-tu déjà eu l'occasion de voir des valves toxiques à l'Isoméride par exemple ? » « Ah non, jamais… » Est-il possible qu'il se trompe ? Que cardiologues

32. La plèvre est un tissu entourant le poumon.

et chirurgiens cardiaques français confondent depuis trente ans des atteintes toxiques des valves avec des atteintes supposées « rhumatismales », pourtant bien différentes ? Faute d'une explication satisfaisante et par ignorance ou aveuglement ?

Quoi d'étonnant de retrouver plus tard la firme Servier « Lanterne rouge » au Palmarès 2009 de l'information[33] établi par la Revue *Prescrire* ?

Coïncidences ? J'appelle Marc Humbert : « Marco je deviens folle je crois, je vois du Mediator partout… ». Marc m'encourage à poursuivre et me fait ce commentaire : « Tu sais, ce sont les valves qui ont démasqué l'Isoméride aux Etats-Unis, pas l'HTAP… ». Non, je ne l'avais pas réalisé. On en a si peu parlé en France. Après tout, pourquoi pas ? Approfondir la question des valves pourrait être un moyen élégant de résoudre ma question initiale relevant de la pneumologie : le Mediator peut-il favoriser des HTAP ? Puisque les mêmes mécanismes biologiques avec Isoméride semblent à l'origine de problèmes cardiaques ou pulmonaires, si le Mediator abîme les valves du cœur, c'est qu'il pourrait aussi provoquer des HTAP. Elémentaire…

Je dois avancer, notre publication est acceptée et paraîtra début 2009 dans un journal scientifique européen. Je recommence à gamberger : en affirmant voir un danger là où personne ne le voit, ai-je tort ou raison ? Plus que la peur de passer à côté de la vérité, je découvre celle d'accuser à tort.

33. Ce palmarès porte sur l'information fournie à *Prescrire* par les firmes pour les médicaments présentés dans le « Rayon des Nouveautés » durant l'année écoulée.

Tous les cas à paraître dans la publication ont été déclarés mais nous n'avons aucun retour, de l'Afssaps comme du laboratoire Servier. Pas de questions.

La seule personne que je croise régulièrement est un visiteur médical du laboratoire Servier. Jeune homme bien élevé, il croit sincèrement à son métier. Je me fais un plaisir, déclinant son offre, de l'inviter moi-même à boire un petit jus à la cafétéria de l'hôpital. J'apprends qu'il est en charge, entre autres, de la promotion du Mediator. Je lui parle de nos préoccupations, il est très vaguement au courant mais a simplement reçu comme instructions de ne plus présenter la molécule à Brest, sans explications. Ces consignes de discrétion seront diffusées à l'ensemble de l'hexagone, courant 2009. Au chômage technique. Du coup je m'occupe de son sevrage tabagique. Conseils, écoute, encouragements.

Je décide d'aller faire un petit tour du côté du Département d'Information Médicale, le DIM, animé par des médecins doués pour les ordinateurs et qui stockent sur une base informatique tous les diagnostics des patients hospitalisés. Les diagnostics sont définis par un codage appelé PMSI[34]. C'est sur cette base qu'est mesurée l'activité des hôpitaux ainsi que leur rémunération, désormais à l'activité[35]. Depuis quelques années, pour que notre activité soit rentable, il nous faut « bien coder » les malades : des codes qui permettent d'engranger de l'argent, quitte à privilégier un certain type d'activités, des explorations coûteuses voire superflues, des temps d'hospitalisation calibrés, qu'importe pourvu que ça

34. Programme de Médicalisation des Systèmes d'Information.
35. Système dit de la T2A.

rapporte. À l'inverse une consultation spécialisée, fruit de longues années d'apprentissage pour des maladies complexes, rares, nécessitant temps, réflexion, échanges, rapporte une misère. Dommage.

Je trouve le DIM bien pratique quand même car je peux interroger cette base. À condition que mes collègues, stressés par le déficit chronique hospitalier et les contrôles tatillons de la sécurité sociale, arrivent à sortir le nez du guidon, les pauvres. C'est grâce au DIM par exemple que je retrouve « mes » malades ayant une HTAP, par le codage "HTAP" bien sûr.

Cette fois-ci, je m'intéresse au codage "maladies des valves". Dix mille dossiers. Où chercher le Mediator ? J'imagine alors croiser les codages : "diabète", l'indication officielle du Mediator et "maladie des valves". Le DIM s'exécute de bonne grâce : deux cent cinquante dossiers à examiner. C'est mieux, mais en cette période de fin d'année je suis un peu débordée par l'activité du service et pose l'épais listing sur mon bureau. On verra ça plus tard.

Janvier 2009

Lyon, Congrès de Pneumologie de Langue Française, j'interviens dans une session consacrée aux HTAP. Gérald Simonneau, le patron du réseau français de l'HTAP, mentionne mon inquiétude aux membres du réseau, présents dans la salle. Je fixe le bout de mes chaussures, assaillie par le doute. Les cardiologues de Brest me parlent encore de valves

« rhumatismales » pour certaines de nos patientes, c'est ce qu'ils ont appris et comme je ne suis pas cardiologue… à moins que cela ne me permette d'avoir un regard neuf ?

Je fais part de mes trouvailles – observations cliniques d'une part, courriers contradictoires d'autre part – à un professeur de pneumologie dont j'apprécie la compétence. Il connaît bien les maladies des valves cardiaques et adhère instantanément à mes hypothèses. À propos des documents récemment exhumés, il me glisse en aparté « envoyez donc cela au *Canard…* ».

Février 2009

Vacances scolaires, les enfants casés au grand air avec les grands-parents, j'ai deux semaines aux soirées bienvenues pour mettre à jour ma correspondance et les tâches qui n'arrivent plus à remonter la pile. Comme ce listing dont l'épaisseur m'inquiète un peu. Je m'installe confortablement, face à l'ordinateur et fais apparaître en quelques clics toute l'histoire médicale de chaque patient : comptes rendus d'hospitalisation, courriers de consultation, comptes rendus opératoires… L'immense majorité des dossiers concerne des personnes âgées aux valves usées, calcifiées. Des maladies connues : rupture de cordages, endocardites[36] …pas ou peu de Mediator à l'horizon. Marc Humbert se moque gentiment, à l'autre bout du mail : « Fais attention, les mouettes te surveillent… »

36. Infection des valves.

Quelques centaines de clics plus tard, je sursaute sur un dossier : femme entre deux âges, trois valves abîmées et fuyantes – insuffisance valvulaire ayant les caractéristiques des valvulopathies décrites avec l'Isoméride – sans explication. Petite pensée pleine de gratitude pour mes collègues cardiologues, si consciencieux : tout est soigneusement noté, même les médicaments considérés superflus à l'hôpital, comme le Mediator qui clignote subitement à l'écran. Et d'un ! Je clique plus rapidement et repère une nouvelle valvulopathie qui me paraît suspecte. Le Mediator n'est pas mentionné, il me semblait pourtant commencer à reconnaître une petite musique entêtante, un air de déjà vu. Je m'obstine, relis attentivement tous les courriers. Un dernier clic, bingo ! Les dossiers défilent, les clignotants se rallument, troisième dossier « typique », grave : valvulopathie au Mediator. J'arrête, j'ai compris. Je fixe longtemps la nuit à travers ma fenêtre, des gens se noient devant moi, personne ne les voit, sauf moi. Crier maintenant ne sert à rien. Et cela fait trente ans. Demain matin, 300 000 Français vont avaler leur premier comprimé de la journée au petit-déjeuner.

Ma sœur m'appelle le soir même pour me donner des nouvelles des enfants. Baissant le ton je chuchote, comme menacée par mille diables : « Constance c'est terrible, je suis en train de m'apercevoir d'une toxicité meurtrière d'un médicament, bien au-delà de ce que j'avais soupçonné jusqu'ici . »

Pour la première fois, j'achète des somnifères après des nuits rivée à la lucarne du net. Voyage dans ce monde étonnant, où chacun laisse sa trace, parfois en l'ignorant ou poste ses espoirs, ses prétentions, ses réflexions.

Je visite le site web du laboratoire Servier. Quelques phrases font belle impression : *« L'essentiel est que nous croyons dans notre métier »*. Plusieurs ouvrages, écrits par Jacques Servier, ont été publiés : *Le médicament, inventer ou mourir*, *Le médicament et la vie*. Une dépêche me fait tressaillir : décembre 2008, Jacques Servier est fait Grand-croix de la Légion d'Honneur, la plus haute distinction de l'Ordre national, des mains du Président français. Le même jour qu'Yvette Farnoux, ancienne déportée, présidente fondatrice de l'association Mémoire des déportés et des résistants d'Europe. Parmi les autres personnalités récompensées dans la même promotion, à des grades plus modestes : Luc Montagnier, co-découvreur du virus du Sida et prix Nobel de médecine, Simone Veil...

Plus loin, le communiqué précise *« pour ses éminents services rendus à la France et son rayonnement scientifique »*. Je m'assois lentement. Oublié le drame de l'Isoméride, les centaines, les milliers de victimes, de part et d'autre de l'Atlantique. Je pense à Maria B. L'a-t-elle appris, du fond de son lit d'hôpital ?

Je parcours à nouveau le site, relis attentivement la modeste liste de molécules développées et commercialisées par le laboratoire, certaines réservées à notre seul pays. Je reconnais des médicaments fréquemment prescrits, poussés par une promotion réputée musclée. D'autres noms me rappellent des événements passés, souvent polémiques, où figure le Mediator.

En 2001, Mediator fait partie d'une liste – un véritable annuaire, plus de 800 molécules ! – de médicaments proposés au déremboursement pour « service médical rendu insuffisant » et portée à la connaissance du grand public – les consommateurs – par les médias. Cette heureuse initiative du gouvernement, visant à épargner le « trou » de notre malheureuse « Sécu » suscite alors remous et pressions de l'industrie pharmaceutique.

De ce bras de fer, le Mediator ressort miraculeusement indemne, gardant un taux de remboursement maximal de 65 %. Au gré des négociations d'autres molécules de la même firme connaîtront des fortunes diverses : pour la seule pneumologie, ma spécialité, je relèverai ainsi le Vectarion, un traitement de l'insuffisance respiratoire, d'intérêt contesté et toxique pour les nerfs des membres inférieurs, encore aujourd'hui commercialisé – en France seulement – et remboursé à 35 %[37] ; le Pneumorel, sirop pour la toux, non épargné cette fois-ci comme le Locabiotal, un spray contre le mal de gorge... mais après quelles belles carrières commerciales ! Au passage, je note également les célèbres veinotoniques, autres spécialités françaises et qui ont longtemps caracolé en tête de toutes les ventes de médicaments, financés par notre sécurité sociale.

Je m'aperçois que certaines de ces molécules anciennes, déremboursées ou en phase de l'être en France, faute de rendre un service médical jugé suffisant, font l'objet de communications scientifiques récentes émanant d'équipes russes, chinoises, polonaises... De nouvelles usines de production de médicaments sont inaugurées, comme en Russie. Quant au

37. Pour le Vectarion, le service médical rendu (SMR) évalué par la Commission de la Transparence de l'Afssaps était qualifié en 2001 d'« important » puis en 2007 de « faible » avec un taux de remboursement passant successivement de 65 % à 35 % et très récemment (février 2010) à 15%.

Mediator, je retrouve sa trace à Hong Kong, en Malaisie, à Singapour.

Je poursuis mes requêtes sur Google dont la puissance me fascine et m'effraie. *« Le fondateur du laboratoire Servier entre au « top ten » des dix premières fortunes de France, six milliards d'euros »*. La blogosphère reprend cette information avec ironie et cruauté : le 7 avril 2008, sur le site leweb2zero.tv de Karl Zero, un énigmatique « Lelibrepenseur »[38] commente en ces termes : *« Un médicament [...] mortel interdit en Espagne mais pas en France !!! Pourquoi ça ? Les Espagnols sont-ils si différents de nous ? »*, assorti d'un commentaire audio narquois : *« Je pose la question au docteur Servier : c'est quoi le plan ? C'est de passer de 6 à 80 milliards ? à 2 000 milliards ? Vous projetez d'acheter la planète Mars ? C'est quoi le projet ? C'est quoi le truc ? »*

Côté régime Mediator, défilent inlassablement les suppliques des damnés du surpoids[39] : *« depuis 3jours je fé des crises de boulimie enorme (facilment 10 000cal jpense) je nai plus la force de vomir é lenvie donc jé achté des laxatif jé pri la boite dun cou... je nai pri ke 500g en 2jour c pa bocou face a ske jmenge é je me gave de mediatore (jai reussi a mle faire prescrire gratuitement par mon medcin en lui mettant des diskettes, il nété pa daccor o debu mé je sé convaincre. Le prob c ke voila je narrete pa de mangé (com dab)mé a chake prise alimentaire, la moindre je pren un mediatore (juska 1plakette par jour) jarrive pa a men empeché, jé des frissons, jé froi, je sui pale mais sa ne marrete pa jai ossi une insuffisance cardiaque du a ma boulimie et o vomissement je sé pa koi fer je me tue a petit feu et jen é conscience »*.

38. http://leweb2zero.tv/video/lelibrepenseur_44547f7d411bd45d
39. http://forum.aufeminin.com/forum/sante5/_f6696_sante5-Mediatore-laxatif-surdosage.html

Le surpoids et l'obésité frappent plutôt dans les milieux dits défavorisés. Un malheur de plus pour des personnes démunies, proies fragiles des marchands de bonheur en cachets, anorexigènes, tranquillisants et antidépresseurs.

Début février 2009, une députée italienne, Cristiana Muscardini, interpelle la Commission Européenne à propos de l'exception française du Mediator.

« ...La Commission pourrait-elle préciser si elle n'estime pas opportun d'inviter les Etats membres à respecter l'interdiction de commercialiser ce principe actif dangereux ? »

Les enfants rentrent de vacances, je les regarde distraitement, comme je survole parfois mes tâches hospitalières. Mes collègues m'observent avec étonnement, ils sont adorables et m'aident, un peu effarés par mes récits.

Je retourne à plusieurs reprises au bloc opératoire photographier des valves de patients exposés au Mediator, valves que nous examinons ensuite au microscope. Je fais mieux connaissance avec Isabelle Quintin-Roué, spécialiste d'anatomopathologie. Nous collectons des articles scientifiques américains qui détaillent les particularités des lésions observées sous fenfluramines et passons de longs moments, rivées à nos binoculaires. Tout est compatible, du « copié-collé ». Évidemment.

Mars 2009

Nouvelle descente au DIM, planqué dans les sous-sols sans fenêtres de l'hôpital, pour réfléchir aux moyens d'élargir notre recherche. Jean-Louis Scheydecker et Jean-Michel Cauvin, nos deux équilibristes du codage, me dévoilent une astuce possible : l'un de leurs ingénieurs a bricolé un petit logiciel permettant de chercher un mot clé dans les dossiers informatisés des malades. Ils peuvent ainsi traquer le mot "Mediator" si ce dernier figure dans un courrier de consultation ou d'hospitalisation. Il suffit de concentrer cette recherche sur les patients codés "maladie des valves du cœur". Génial. Ils me demandent quelques jours de délai pour effectuer ce travail. Le tir est bien mieux ciblé cette fois-ci : vingt-trois dossiers seulement, repérés depuis 2003. Il me faut très peu de temps pour les examiner. La proportion de maladies valvulaires « inexpliquées » à type d'insuffisance est largement surreprésentée : dix dossiers, quarante pour cent. Le dixième dossier m'a donné un peu plus de fil à retordre : le Mediator est mentionné seulement après la découverte de la fuite valvulaire. Je connais très bien le médecin traitant de la patiente, Arnaud Basse. « Tu pourrais jeter un œil dans tes fiches ? » « Tiens, tu as raison, elle en a reçu déjà bien avant… »

Le verdict est sans appel. La séquence est stéréotypée : apparition de souffles cardiaques, traduisant l'atteinte des valves après un à dix ans d'exposition au médicament. Dans la moitié des cas il faut faire appel à une chirurgie de remplacement valvulaire, on évoque un problème de « rhumatisme », les patients rentrent chez eux avec leur traitement habituel, Mediator inclus, ni vu, ni connu.

Dominique Carlhant revient pour de nouvelles déclarations à l'Afssaps, nous avons décidé de déclarer en une seule fois onze observations, choisissant cette fois l'option massue… déclaration accompagnée d'un petit mail directement adressé au responsable du département de pharmacovigilance de l'agence. Réponse aimable : *« Merci pour cette information qui confirme notre préoccupation sur le produit »*. La question sera abordée lors d'un prochain comité technique à l'Afssaps en mai prochain, nous rassure-t-on.

Dominique échange peu de temps après avec un représentant du laboratoire Servier et lui parle de nos cas. « Houlà, c'est mort ! » s'exclame-t-il en plaisantant, reconnaissant implicitement qu'une telle avalanche de signaux devrait finir par disqualifier la molécule. Mais aucune proposition ne suit.

Je dévale une nouvelle fois l'escalier qui mène au DIM, « ce serait bien de faire le même type de recherche avec d'autres antidiabétiques oraux par exemple, histoire de comparer ». Cette fois ci, je me fais tacler : mes collègues travaillent d'arrache-pied sur la dernière et énième version du codage PMSI et ils ont autre chose à faire que répondre au pied levé à une demande un peu farfelue. Piteuse, je reconnais qu'ils n'ont sans doute pas tout à fait tort.

Départ en week-end, à la plage, je suis au volant, Bruno est absorbé dans une lecture portant sur les mathématiques du réel que je ne songerais pas un instant à lui emprunter. Je le vois sourire « décidément, on n'en sort pas de cette histoire ! Écoute plutôt cette « fable allégorique » qui introduit le bouquin : *« Vous êtes un grand industriel d'un secteur de pointe, par exemple un Laboratoire Pharmaceutique [...] et les Autorités vous demandent de montrer que votre produit est sans danger [...] Les ennuis commencent : plusieurs décès suspects, puis en plus grand nombre, des plaintes, des associations de victimes, des explications embarrassées, jusqu'au retrait du produit et au dépôt de bilan final, en très peu de temps vu l'ampleur de la crise et le scandale. Ne nous attardons pas sur ces moments douloureux [...] Le plus grand péché du Laboratoire, celui pour lequel il a finalement été puni, est d'avoir voulu se dispenser de connaissance, d'avoir cru que le hasard pouvait s'y substituer...* » L'histoire est compliquée, une affaire tordue de statistiques mais j'avoue que cela nous distrait. Bruno connaît de réputation l'auteur, président de la Société de Calcul Mathématique... que je contacte quelques jours plus tard en lui soumettant mon problème : comment avancer à présent ? Je m'attends à des développements fumeux, il me conseille simplement de « regarder » attentivement ma population de patients atteints de valvulopathies, avant tout choix de protocole d'étude. Il m'adresse aimablement, quelque temps plus tard, un exemplaire de « La Lettre de la S.C.M. » qui débute ainsi : *« La vérité ne fait pas tant de bien en ce monde que ses apparences n'y font de mal (La Rochefoucauld) »*.

Je reprends alors mon listing initial, dix mille dossiers. Petit exercice sur Excel pour éliminer les doublons, puis tri en fonction du type d'atteinte des valves. J'isole ainsi environ sept cent dossiers en me focalisant sur une atteinte de valve, la valve mitrale. Ouf, je n'y arriverai pas toute seule....

Une question m'obsède : ce que j'observe à Brest doit bien se produire ailleurs en France ? J'appelle Gérald Simonneau, pour lui proposer un questionnaire à diffuser à tous nos collègues français, pneumologues comme cardiologues, afin de recueillir d'autres observations. Il manifeste un grand étonnement face au développement inattendu de mon histoire, persuadé qu'il n'y a pas eu d'atteintes de valves sous Isoméride seul[40], mais est tout à fait partant. J'adresse ainsi en avril 2009 à tout le réseau HTAP, joint à un aimable petit courrier mail, un exemplaire « pdf » de notre « papier » écrit avec Kim – qui vient de paraître dans l'*European Respiratory Journal*[41] – ainsi qu'une page de questionnaire à renseigner et à m'adresser, au cas où. Beaucoup me promettent gentiment de regarder, peu ont vraiment le temps.

Le professeur Jean-François Cordier, grand patron de la pneumologie lyonnaise, a l'heureuse idée de diffuser cette information à l'ensemble de ses collègues, toutes spécialités confondues. Il m'informe bientôt, d'un mail très bref ponctué d'un « interesting isn't it ? » qu'un grand essai clinique international, mis en place par le laboratoire Servier et comparant le Mediator à un autre antidiabétique concurrent, est sur le point de se terminer. Le médecin investigateur principal de l'étude, un lyonnais également, avait été rassuré vis-à-vis d'une toxicité cardiaque par Servier en 2008, ce dernier affirmant que « hormis le cas espagnol, c'était très calme ». Une étude du cœur par échographie est incluse au protocole. Cette information cruciale est confirmée en consultant le site de l'OMS[42] sur lequel tout nouvel essai clinique doit être enregistré. Cela me permettra d'en informer l'Afssaps plus

40. Aux États-Unis, des valvulopathies ont été décrites sous une association fenfluramine-phentermine mais également sous fenfluramines seuls.
41. Journal européen de pneumologie.
42. Organisation Mondiale de la Santé.

tard et d'obtenir ainsi que les données des échographies cardiaques soient rapidement analysées. Interesting indeed !

Sur le site de l'OMS, je note qu'un essai chinois avec le benfluorex est également en cours.

Je m'aperçois que je connais l'un des cardiologues participant à l'essai français, le professeur Geneviève Derumeaux, présidente de la Société Française de Cardiologie – SFC –, que je contacte. Elle est surprise par mon histoire, elle pense bien avoir vu un cas suspect de toxicité au Mediator il y a plusieurs années, mais rien depuis. Elle imagine qu'il existe un facteur génétique de susceptibilité chez mes patients et me conseille également de contacter le responsable du groupe des échographies cardiaques de la SFC, grand spécialiste des maladies des valves.

Je suis perplexe… Ce que j'observe, est-ce l'effet d'un gène breton ? De l'air marin ? De mon imagination ?

Avril 2009

J'embarque pour Nice, week-end annuel de formation sur la mucoviscidose, que je trouve souvent de bon niveau, organisé par le laboratoire Solvay Pharma. Mon portable sonne juste avant d'embarquer dans l'avion, c'est Yannick, je m'écarte et laisse les passagers monter pour pouvoir lui répondre. « Irène, je suis aux soins intensifs de cardiologie, je viens de faire une échographie à Madame A. admise pour une insuffisance cardiaque aiguë. L'échographie révèle des valves rétractées, qui fuient massivement. À l'interrogatoire, elle est sous Mediator depuis six ans, pour maigrir. Rien d'autre. En fait, il suffit d'ouvrir les yeux. »

Mai 2009

Il faut avancer et j'ai besoin d'aide. Et puis il faut des regards neufs sur cette histoire, je suis maintenant beaucoup trop « le nez dans le guidon ». Je vais à la rencontre de mes collègues du Centre d'Investigation Clinique, et leur expose l'état de mes recherches. Ils partagent rapidement mes convictions : l'affaire est sérieuse, crédible et nécessite des moyens. Les responsables du CIC, pourtant redoutables gestionnaires – ce qui sous-entend que tout protocole de recherche doit être soumis à un financement – me proposent le service d'une infirmière de recherche, Patricia Brize-Clemot, le temps qu'il faudra, aux frais du CIC. Pour m'aider dans la méthodologie de l'étude, un domaine que je maîtrise mal mais dont je comprends l'importance, je me tourne vers Grégoire Le Gal, jeune professeur frais émoulu, qui aligne d'importantes publications scientifiques, notre Marc Humbert breton en quelque sorte. Regard clair et franc, généreux, je me suis toujours dit, qu'avec ces yeux-là, il a dû être un magnifique bébé.

La méthode la plus simple et la plus rapide que nous décidons d'adopter est de mener une étude cas-témoins. On sélectionne les cas d'atteintes de la valve mitrale non expliquées et l'on compare le taux d'exposition au Mediator de ces malades, nos cas, à un groupe de témoins. Les discussions autour du choix des témoins vont bon train et feront plus tard couler beaucoup d'encre et de salive, chargés de fiel au besoin.

Toute à mes réflexions, je manque de me heurter à un homme, costume deux pièces sombre mais allure presque joviale, Christian Riché. Directeur du Centre Régional de Pharmacovigilance du CHU de Brest et expert souvent sollicité par l'Afssaps. Je le connais surtout pour un autre talent qu'il exerce remarquablement : Christian est claveciniste de haut niveau et a longtemps joué avec un orchestre baroque brestois, maintenant de réputation internationale, l'ensemble Matheus. Ces musiciens sont mes voisins et amis, un des bonheurs de notre installation brestoise. Sachant se mettre à un tout autre niveau, amateur, Christian avait accepté d'accompagner notre chœur, Cantoria, pour une cantate de Bach. Je me souviens avoir été si impressionnée par ce sublime Actus Tragicus que j'en ai oublié d'attaquer ma partie de soprano. Acte manqué…

C'est d'un autre acte tragique que nous débattons ce jour-là. Il est partiellement informé de notre travail commun avec Dominique Carlhant et m'écoute avec attention. Sa réaction est immédiate, il faut que nous rencontrions rapidement et en personne les responsables de l'Afssaps, il en fait son affaire. Honnête et tourmenté, parfois écartelé entre sa loyauté vis-à-vis de l'Agence et sa clairvoyance vis-à-vis du grave problème de santé publique qui émerge, Christian va devenir notre fidèle entremetteur avec cette institution que je découvrirai volontiers hautaine et susceptible.

Promesse tenue, j'apprends, enfin, que notre sujet sera rajouté à l'ordre du jour d'une réunion du « groupe de gestion des risques ». J'interroge Christian : « Quelle ambiance à l'Afssaps ? » La réponse est sybilline : « …Comme toujours il y a quatre groupes, les sympa très intéressés… les jaloux il y en a… les « contre tout » très peu et sûrement avec conflit d'intérêt… et enfin très peu d'amorphes qui peuvent cacher aussi des problèmes de conflit… tu devras défendre tes affaires… je l'ai fermement fait aujourd'hui en mettant comme préalable à toute action que tu participes à toutes les réunions… bien à toi ». La perspective d'un débat scientifique serein s'éloigne. De plus, je vais rapidement m'apercevoir que rien ne se fait dans la simplicité : les dates de réunions sont transmises au dernier moment, quand elles le sont, les messages suivent parfois des chemins bien tortueux. Je finis par avoir au téléphone Carmen Kreft-Jaïs, responsable du Département de Pharmacovigilance qui m'intime l'ordre de venir exposer notre affaire en « cinq diapositives, pas plus » et en n'abordant « que la méthodologie suivie ». Je comprends vite qu'avec l'Afssaps, on « négocie » plus qu'on ne discute.

Afin que chaque diapo fasse mouche, je fais appel aux talents de ma fille aînée, bien plus à l'aise que moi pour exploiter les possibilités du logiciel Power Point. Je respecterai parfaitement les consignes, sauf peut-être la dernière phrase de l'exposé : il me paraît raisonnable de soulever la question d'un éventuel retrait du Mediator, thérapeutique « adjuvante », franco-française et d'efficacité très modeste. Avec des pincettes et un point d'interrogation…

Juin 2009

Je suis entendue le 3 juin par une commission d'une quarantaine de membres dont j'ignore tout. Une remarque résonne plus fort que les autres : « On ne suspend pas une

AMM comme ça ». On évoque également la possibilité d'interroger d'autres responsables de DIM dans les grands hôpitaux français en cherchant le mot clé "Mediator" chez des patients atteints de valvulopathies[43]. Enfin, on me fait la proposition de m'adjoindre un petit groupe d'experts afin de réfléchir à la meilleure méthode de résoudre la question. Ce sera l'objet d'une future conférence téléphonique. Je rentre à Brest, perplexe.

Quelques jours plus tard, je sursaute en lisant un mail adressé en copie à certains des membres de cette commission ainsi qu'aux responsables de l'Afssaps : *« J'ai continué à penser aux données qui nous ont été présentées sur les risques de valvulopathies chez des patient(e)s sans facteur de risque ayant reçu du Mediator. Les travaux qui ont été présentés ont été très bien faits, et le signal particulièrement clair car la maladie est très spécifique. Il me semble très peu prudent d'attendre d'avoir rassemblé des données sur des témoins pour agir. Le médicament a été retiré du marché en Espagne pour la même raison depuis plusieurs années déjà et le bénéfice rendu n'est pas très important. Si nous étions aux Etats-Unis, le risque de procès serait très élevé. Pour étayer mon raisonnement, j'aurais besoin [...] N'hésitez pas à m'appeler si mon texte n'est pas clair. »* C'est signé Catherine Hill et c'est très clair ! Je réponds aussitôt d'un « Je me sens moins seule d'un coup ... » Quelques minutes plus tard, j'entends sur mon portable une voix claire et décidée, assez haut perchée, Madame Hill. Je suis impressionnée par le ton parfaitement décomplexé de sa remarque : « Vous ne craignez pas qu'on vous reproche de tels propos ? » « Pas du tout, je fais partie du conseil scien-

43. Nous découvrirons plus tard qu'il n'existe nulle part en France l'équivalent de « l'astuce brestoise » pour rechercher des mots clés assortis à certains codages.

tifique de l'Institut de veille sanitaire et maintenant également de l'Afssaps, je suppose que l'on ne me fait pas venir pour me taire… »

J'apprends plus tard que Catherine Hill dirige le département d'épidémiologie et biostatistiques de l'Institut Gustave Roussy et mène depuis longtemps d'importantes études sur les facteurs de risque des cancers, rayonnements, ondes et autres dangers contemporains. Elle enseigne également à la fac les principes de méthodologie dans la recherche clinique, c'est ainsi que Grégoire et d'autres de mes jeunes collègues ont été ses élèves. Aussi respectée que redoutée pour la franchise de son propos, elle me propose sans ambages son aide et ses conseils, proposition que j'accepte avec reconnaissance.

Madame A., la patiente vue par Yannick, n'a pas eu le temps d'attendre la chirurgie. Yves Etienne, rencontré dans un couloir, m'apprend qu'elle a été admise dans un état désespéré dans le service de réanimation de l'hôpital. Arrêt cardiaque à domicile, appel du SAMU, massage cardiaque et reprise des battements du cœur mais le cerveau, trop longtemps privé d'oxygène, a beaucoup souffert. Je suis bouleversée, et prends alors régulièrement de ses nouvelles. Bientôt on parle de mort cérébrale imminente. Je repense à ces événements en allant récupérer ma dernière fille chez une petite copine, tard le soir. Je sursaute soudain, il faut absolument tenter d'obtenir une autopsie, comment n'y ai-je pas pensé ? Rentrée à la maison, j'appelle le service de réanimation. Il est près de minuit, heureusement je connais le réanimateur de garde, Nico, gentil comme tout. Il fait semblant de trouver normal que je l'appelle en pleine nuit pour organiser une autopsie sitôt le décès de Madame A. survenu, ce qui est, hélas, une question d'heures. J'arrive également à joindre, chez elle, Isabelle, l'anatomopathologiste. « Oui, oui », elle me promet de venir effectuer l'autopsie dès que nécessaire et de s'occuper des formalités obligatoires. Je raccroche le téléphone et j'entends une petite voix derrière moi : « Maman, c'est quoi une autopsie ? » Ma fille, je l'avais complètement oubliée...

L'autopsie, faite un samedi matin, confirme l'atteinte d'allure toxique des valves du cœur, responsable de la mort. Impossible de retrouver le sommeil.

Je repense alors aux recommandations de Geneviève Derumeaux et discute avec Yannick de l'opportunité d'associer le professeur Christophe Tribouilloy, cardiologue à l'hôpital d'Amiens, à nos préoccupations. Yannick sursaute, Christophe est un ami qu'il considère comme l'un de ses Maîtres et il a l'habitude de se tourner vers lui pour des avis et des collaborations. Il me promet de l'appeler. Christophe Tribouilloy trouve nos suspicions crédibles et promet de regarder de son côté car il n'a pas entendu parler de cette toxicité potentielle jusqu'ici. Nous échangeons quelques mails pour détailler un peu le type d'atteinte de valves que nous cherchons à sélectionner et je lui adresse en pièce jointe, la totalité de mes données sous forme de diaporama : observations cliniques, échographiques, photos des valves et des analyses microscopiques. Assez vite Yannick me conseille de l'appeler pour préciser notre collaboration car Christophe travaille vite et est un redoutable « publicateur » scientifique. Il se montre plutôt circonspect et réservé vis-à-vis de notre projet d'étude cas-témoins aussi je lui propose de colliger ensemble nos observations, si tant est qu'il fasse les mêmes « trouvailles » que nous. Je m'aperçois très vite qu'il prend ses distances et ne souhaite pas poursuivre plus loin une collaboration. Dommage, je reste avec mes questions sur « le gène breton » en suspens.

Je sens que notre équipe brestoise, plutôt isolée, aura du mal à convaincre l'Afssaps. Nous décidons de lancer sans tergiverser plus longtemps notre étude cas-témoins. Patricia, excellente infirmière de recherche, a déjà attaqué la pile des sept cent dossiers de patients atteints d'insuffisance mitrale pour tâcher de séparer ceux qui ont une cause connue pour cette maladie, de ceux qui restent incompris. Yves et Yannick l'aident lorsque les dossiers sont d'interprétation délicate.

Tous les experts ne sont pas d'accord, loin s'en faut, avec notre façon de procéder, craignant un risque de biaiser les résultats. Je me fie en cela à l'avis de Catherine Hill qui pense que c'est en procédant de la sorte que nous obtiendrons le plus rapidement une conclusion. Difficile d'admettre qu'il y a urgence... depuis trente ans... et pourtant.

Elle m'apprend aussi que c'est une petite étude cas-témoins, menée aux Etats-Unis, où elle a séjourné et travaillé, qui a démontré la responsabilité du Distilbène[44] dans la survenue de cancers du vagin chez les petites filles. Cherchant à en

44. Hormone de synthèse prescrite dans les années 1970 chez les femmes enceintes pour prévenir les fausses couches, et les risques de prématurité. Il s'est révélé nocif pour les enfants exposés in utero, notamment les filles en provoquant des cancers du vagin. L'affaire du Distilbène, développée depuis 1971, connaît un rebondissement juridique intéressant en septembre 2009, lorsque la Cour de cassation renverse la charge de la preuve au profit de la victime.

apprendre davantage, je parcours rapidement le web et m'intéresse à une interview donnée en avril 2009 au quotidien *La Croix* par Anne Castot, directrice du département « surveillance des risques » à l'Afssaps et dont je viens de faire connaissance : *« Avec un peu de recul, on peut se dire qu'une affaire de ce type ne pourrait sans doute pas se répéter aujourd'hui. Aujourd'hui, la surveillance des risques en matière de santé est planétaire. Et toute alerte, provenant d'un autre pays ou d'une étude épidémiologique, est immédiatement répercutée dans tous les pays ayant un système de pharmacovigilance un peu développé »*. Vraiment ?

Le protocole de l'étude ne relève pas formellement de l'avis d'un Comité de protection des personnes car il n'implique aucune intervention risquée sur le patient, juste la réalisation d'une enquête téléphonique. Néanmoins pour que la réalisation et la publication de notre étude soient possibles, il vaut mieux demander l'avis d'un comité d'éthique. Cet avis me semble, de plus, intéressant à solliciter car le sujet est sensible et peut susciter de l'inquiétude chez les personnes interrogées. Rendez-vous est pris avec le professeur Jean-Michel Boles, responsable du service de réanimation de l'hôpital et personnalité engagée dans la réflexion éthique à divers niveaux. Il me reçoit longuement, et, immédiatement réactif, décroche son téléphone pour convoquer une réunion exceptionnelle du Comité d'éthique de l'hôpital, théoriquement « off » jusqu'à la rentrée de septembre.

Juillet 2009

Le comité se réunit le 2 juillet 2009, chacun s'accorde à penser qu'il y a nécessité éthique à réaliser rapidement une telle enquête. Nous discutons de la meilleure façon d'expliquer notre démarche et abordons la question, délicate, du retour d'information aux patients. L'avis favorable m'est adressé quelques jours plus tard.

Parallèlement, j'adresse un courrier début juillet au CCTIRS[45] afin d'instruire une procédure de déclaration pour la CNIL[46], mesure nécessaire même s'agissant de notre modeste fichier. Pas de chance, un bref courrier, telle une petite carte postée des Maldives, m'informe que le Comité est en vacances jusqu'en septembre. Le dossier est néanmoins enregistré.

Christian Riché m'informe que la question du Mediator sera abordée lors de la prochaine Commission Nationale de Pharmacovigilance prévue le 7 juillet 2009 et que j'y suis convoquée. J'emporte dans mon cartable, en sus des diapositives déjà présentées début juin, les clichés du cœur, pris lors de l'autopsie de Madame A. En regard, les photos d'un cœur humain normal, ouvert à l'identique. Le contraste entre les deux valves mitrales ainsi exposées est saisissant. J'ai enfin mis la main sur une représentation d'une valve humaine saine, grâce à un vieil atlas d'anatomie, retrouvé par Isabelle Quintin-Roué au fin fond de sa bibliothèque. Divers aspects pathologiques sont également représentés, facilitant l'examen des différentes lésions anatomiques et ainsi, la distinction entre valve « rhumatismale » et valve « toxique ». Dans cette quête, il me semble parfois humer l'esprit pionnier de nos chercheurs d'antan.

45. Comité consultatif sur le traitement de l'information en matière de recherche dans le domaine de la santé.
46. Commission Nationale Informatique et Liberté.

J'ai adressé la veille du 7 juillet un petit mail au cardiologue d'Amiens, Christophe Tribouilloy, pour savoir si la trace du Mediator apparait sur certains dossiers de valvulopathies non expliquées. Amiens ne répond plus.

Mon portable sonne dans cette même journée, une amie, spécialiste de greffes pulmonaires à l'Hôpital Européen Georges Pompidou. Nous venons de la même « boutique », l'hôpital Foch de Suresnes. « Frachon ? C'est Véro. Ma vieille, il faut que tu te calmes. J'ai rencontré ma copine Agnès, pharmacologue, qui fait partie de la Commission Nationale de Pharmacovigilance et qui sera là demain. Toute l'Afssaps bruit de la rumeur du retrait du Mediator, tout le monde est derrière toi, alors ne t'énerve pas, du calme, ou tu risques de jouer contre ton objectif. Appelle Agnès. » Intriguée, je contacte Agnès Lillo-Lelouet, tout à fait charmante et qui m'explique qu'elle a entendu parler de ce dossier un peu « chaud ». Je comprends que ma dernière phrase, évoquant un possible retrait du Mediator, a agacé. Pas la procédure réglementaire. Nous discutons longuement, je sens Agnès ébranlée.

Saint-Denis, métro Carrefour-Pleyel, quartier hybride et sans âme où s'élève le bâtiment vaguement futuriste abritant les bureaux de l'Afssaps. Je retrouve Christian Riché dans un bistro. Levant les yeux j'aperçois l'enseigne *Aux Bons Vivants*, moi qui ai tant de mauvais morts dans mon cartable. Conversation à bâtons rompus autour d'un café crème, Christian me raconte l'agression dont il a été victime à quelques immeubles d'ici. Sonnerie de portable, c'est Marc Stern, de l'hôpital Foch. « Irène, j'ai hospitalisé hier une femme de trente ans, obèse, parce qu'elle a craché du sang, en faisant un effort. Je viens de lire le compte rendu d'échographie cardiaque, on parle d'une valve mitrale « rhumatismale », avec des cordages raidis. J'ai interrogé la dame, elle a consommé du Mediator pour maigrir, rien d'autre à signaler. » Je me retiens de bondir de ma chaise : « Marc, c'est une poussée d'insuffisance cardiaque qui a entraîné le crachat de sang, j'ai déjà vu ça avec des valves au Mediator. » Marc change de voix : « Tu vois, d'habitude c'est toi qui m'appelles pour un conseil, et là aujourd'hui, c'est toi qui me donnes le diagnostic. » Cher Marc, il sait bien que dès la semaine prochaine, je reviendrai lui quémander ses précieux conseils, mais je reçois avec émotion ce petit hommage plein d'affection.

Nous entrons dans le bâtiment, grandes baies vitrées et quelques plantes vertes, de l'Afssaps. Il faut attendre que l'on nous appelle, notre tour venu, dans la salle de la Commission. Je m'assieds dans une sorte de vestibule, muni de banquettes et fauteuils. Sont déjà installées quatre à cinq personnes d'allure plutôt engageante. Je me retiens in extremis de faire des commentaires sur l'objet qui m'amène… une vague intuition. Christian nous présente, ce sont les responsables du laboratoire Servier, le responsable de la pharmacovigilance « Madame, j'ai lu vos écrits… », de la sécurité et d'autres postes dont j'ai oublié le libellé. Nous nous rasseyons et entamons une discussion plaisante, un brin culturelle, serions-nous du même « monde » ?

Nous évoquons brièvement, sujet importun, la préoccupation professionnelle qui nous réunit. Le responsable de la sécurité m'assure, avec un bon regard, que « nous sommes ici pour vous aider ». Pour m'aider, moi ?

Appelés enfin, car la Commission est toujours en retard, nous nous installons dans une configuration, qui, je le découvre alors, donne une véritable dramaturgie de procès à ces auditions. Un grand écran où sont projetées les diapositives, perpendiculaires de part et d'autre des tables alignées, un côté qui m'est destiné, Christian Riché à mes côtés, l'autre occupé par les responsables de la Commission. Face à l'écran, une autre rangée, où s'assoiront les représentants du laboratoire, cachant à mes regards la grande salle où siègent les membres de la Commission, beaucoup de responsables des centres régionaux de pharmacovigilance. J'aperçois toutefois une femme souriante que je suppose être Agnès car elle me fait un petit signe de la main. Premier exposé du rapporteur pour la Commission, c'est ensuite à mon tour de prendre la parole. Je pense aux conseils de Véro : du calme. Calme oui, même lorsque je projette la photo du cœur de Madame A. Christian fait remarquer que si l'on extrapole à la France les résultats des observations brestoises, on peut craindre que plus d'un millier de personnes souffrent actuellement de valvulopathies de ce type. Un responsable de Servier est invité à s'exprimer. J'entends avec intérêt le principal argument avancé, qui reviendra en boucle, telle une incantation destinée à dissiper les démons du doute : « Cela fait trente ans que Mediator est commercialisé, consommé par près de deux millions de Français », les autres remarques étant que les atteintes des valves sont chose fréquente, alors mettre en cause tel ou tel médicament… Le laboratoire propose néanmoins de lancer une étude cas-témoins avec l'équipe d'épidémiologie de l'hôpital Bichat, la même qui avait travaillé avec Abenhaïm, du temps de l'Isoméride. Evidemment, cela va prendre un peu de temps.

Une dernière question, posée par un pharmacologue au laboratoire : « Il y a très peu de norfenfluramine produite, moins de 2 % n'est-ce pas ? » Je tends l'oreille : « Il s'agit des taux urinaires, les taux sanguins, eux, sont voisins de ceux observés sous Isoméride. » Personne ne relève.

J'apprends également que le benfluorex, la molécule du Mediator, vient d'être autorisé à la vente sous forme de générique pour deux laboratoires. Mauvaise pioche.

La Commission se retrouve ensuite seule, pour débattre. Tout le monde se connaît, personne ne juge bon de mettre devant soi le chevalet nominatif, pourtant prévu à cet effet. Je suis devenue transparente, pas une question, pas une remarque ne m'est adressée. Comprenant qu'aucune décision ne sera prise, je fais – calmement – remarquer qu'une série de valvulopathies, semblable à celle que je viens d'exposer, a suffi à faire interdire le produit aux Etats-Unis. Rires, « ces pauvres Américains, c'était un prétexte car ils s'étaient mis en bien mauvaise posture… » « De toute façon, maintenant, les cas peuvent pleuvoir de partout, cela ne peut suffire » renchérit un membre. Anne Castot essaye bien de faire remarquer qu'on pourrait au moins rappeler que le Mediator ne doit pas être prescrit pour maigrir. En vain.

Vote à main levée : la Commission décide d'attendre les résultats de toutes les études en cours avant de décider d'une quelconque action. Une main s'élève contre : celle d'Agnès. Tout le monde plie bagage, je vois Carmen Kreft-Jaïs assez pâle venir à mon encontre et me glisser « naturellement Irène, nous attendons avec impatience les résultats de votre étude cas-témoins ». Je me dis qu'elle n'a pas un travail facile.

J'ai l'impression étonnante de me promener avec un éléphant rose en laisse et de voir de doctes spécialistes se pencher, certes avec intérêt mais pour finalement me demander de démontrer qu'il ne s'agit pas d'une souris verte…

Revenue dans la rue, je jette un œil distrait sur ma messagerie de portable. « Je l'ai, mention TB, lalali ! lalalère ! ». Je reste une seconde interdite. Ah oui c'est vrai, les résultats du Bac… Bravo ma fille.

Le lendemain, j'adresse un petit mail à Véro : « Tu as vu ta copine Agnès ? » La réponse fuse : « Elle est scotchée. »

J'informe les collègues de ces non-décisions, notamment Gérald Simonneau qui fulmine « et voilà, ils vont gagner au moins quatre ans avec leur étude, on a déjà connu cela ! Je vais appeler Carmen, ça commence à poser problème. » Je me souviens de ses paroles il y a quelques mois, alors que je pensais avoir rassemblé assez d'éléments pour déclencher une alerte sérieuse. « Tu crois ça Irène, préoccupés ils le sont peut-être, mais quand il s'agit de prendre une décision de ce type tu n'as pas idée de la violence que tu auras en face de toi. »

Je lui réponds sans le convaincre « quatre ans Gérald, pas question ».

Une espèce de rage, de sentiment d'urgence me saisit, heureusement Patricia, notre infirmière de recherche, fait merveille… L'étude file et bientôt commencent les enquêtes téléphoniques pour retrouver la trace du médicament chez les personnes, cas ou témoins, sélectionnés. C'est formidable le Finistère, population rurale, « captive » où chacun se connaît, où les médecins généralistes ont gardé les fiches des prédécesseurs. Nous obtenons une quasi-exhaustivité à nos questionnaires durant le mois de juillet. Au passage, les médecins nous confirment que l'indication « déguisée » est majoritairement le surpoids, « tant mieux s'il y a un peu de sucre[47]… » Ils sont heureux de cette enquête car *Prescrire* a déjà bien semé le doute.

Fin juillet, les résultats tombent : 70 % des malades souffrant d'atteinte inexpliquée de leur valve mitrale ont été exposés au Mediator versus 6 % chez les malades ayant une cause connue de valvulopathie. Nous nous regardons avec Grégoire, inquiets. Grégoire soupire : « Personne ne nous croira Irène, ça fait résultat d'élection d'une république bananière ou bien d'une élection iranienne si tu préfères… ». Le problème c'est que nous ne pouvons rien y changer. Christophe Leroyer, professeur de pneumologie et notre érudit de service, nous parle des leçons qu'il a reçues de Margaret Becklake, une grande dame de l'épidémiologie : « Devant un résultat surprenant, posez-vous d'abord la question « et si c'était

47. Du sucre dans le sang, c'est à dire du diabète.

vrai ? ». Nous nous apercevons également que le Mediator a souvent succédé à d'autres coupe-faim. Un train peut en cacher un autre…

J'appelle Marc Humbert : « Bravo, il faut publier ces résultats, mais nous serons très attaqués », il a toujours raison Marc.

Août 2009

J'ai déjà expédié une partie de mes enfants dans le Morbihan, avec Maman, l'autre partie sur un voilier pour la Cornouailles, avec leur père. Il faut bien que je me décide à rejoindre les plus jeunes sur la Presqu'île de Rhuys, munie de mon PC portable. J'entends mon fils Samuel, douze ans, à qui l'on demande s'il n'en a pas marre de cette histoire répondre : « Ah si alors ! », et de rajouter en soupirant, les yeux au ciel et l'air faussement résigné « enfin, si c'est pour sauver le monde… »

Je passe les quinze jours suivants, vissée sur une petite chaise, bien collée contre une vitre qui donne dans la rue du Port. C'est seulement là que je peux capter, avec sa bénédiction, le Wifi de mon charmant voisin d'en face. Indispensable, car les mails volent entre Grégoire Le Gal, Catherine Hill, Marc Humbert, Yves Etienne et enfin Christophe Leroyer, fidèlement solidaire de toutes mes entreprises, aussi déraisonnables soient-elles. Il faut écrire et soumettre rapidement un article scientifique pour publier nos résultats et les mettre à la disposition de tous. Je m'aperçois que ce n'est pas simple d'écrire à plusieurs mains, tensions, agacements…

sans compter que l'affaire apparaît vite redoutable. Les grands journaux anglo-saxons à qui nous proposons une correspondance assez brève nous retournent nos propositions sans les ouvrir. Apparentée à l'Isoméride, une affaire réglée depuis 1997, cette famille de molécules ne constitue plus un objet de controverses dans le monde anglo-saxon. Nous adressons quand même, à la fin de l'été, un article complet au *British Medical Journal*, le *BMJ*, réputé notamment pour s'intéresser aux questions de santé publique. Le *BMJ* finalement repoussera également notre petite étude brestoise[48]. Je ne réalise pas encore à quel point publier cet article sera un vrai défi.

Toute une joyeuse troupe de vacanciers en shorts et en tongs, dont beaucoup de mes cousins et neveux, défile en permanence dans la rue et par conséquent devant mon écran d'ordinateur constamment allumé. Chacun s'étonne de l'inconfortable position que j'ai adoptée. Je m'en explique longuement, autour d'un petit verre d'apéro, devant un auditoire bouche bée. « Énorme ! » s'exclament les vingt, vingt-cinq ans.

Je suis retournée faire un petit tour sur le site web du laboratoire. La firme n'a pas résisté, l'allocution du Président de la République lors de la remise des insignes de Grand-croix a été mise en ligne, fin juillet.

48. Les raisons sont de trois ordres : la taille modeste de notre étude menée dans un centre unique, des réserves concernant la méthodologie et des questionnements sur l'impact de santé publique.

Florilège :

« Monsieur le Docteur, Monsieur le président, Cher Jacques SERVIER,

Votre histoire, c'est une grande histoire française riche de leçons […]

Je me souviens de notre première rencontre en 1983. C'était déraisonnable, c'est là que je vois que vous êtes enthousiaste, vous pensiez déjà à l'époque que je serai Président de la République […]

Je vous connais trop bien […]

Vous avez été formé à l'école de la médecine française, celle de Pasteur, celle des nombreux prix Nobel dont notre pays peut s'enorgueillir. Je le dis devant Roselyne BACHELOT, l'école de médecine française – ce à quoi elle croit – est une école d'excellence. J'entends parfois certains opposer les soins et la recherche. C'est oublier d'où vient la médecine de notre pays. C'est négliger les fondements de l'enseignement des Jean BERNARD et autres Jean HAMBURGER. C'est ignorer que l'amélioration de la santé humaine résulte des innovations de la recherche et des progrès qu'elles ont permis […]

Vous avez fait de votre groupe une fondation. Raymond et moi, on y a joué un rôle […]

Vous nous rappelez que les capitaux n'ont d'autre destination que de servir les projets que chacun d'entre nous porte en lui. L'homme n'a pas à être soumis aux caprices du capitalisme et encore moins aux caprices de la spéculation.

Jacques, vous êtes un entrepreneur comme la France en compte peu. Les Laboratoires SERVIER, entre 48 et aujourd'hui, ont connu un développement remarquable. De la pharmacie familiale à Orléans, neuf employés. En 54, l'entreprise s'installe à Neuilly...

En tant qu'entrepreneur, vous avez été souvent sévère à l'endroit de l'administration française. Vous critiquez l'empilement des mesures, des normes, des structures et vous avez raison [...]

Le Président de la République conclut ainsi :

« J'espère que chacun aura compris que c'est un grand Français que je vais décorer au nom de la République française. »

Mais qui est Raymond ?

Je profite enfin un peu des rayons d'été lorsque j'ai la surprise de reconnaître la voix de Christian Riché au téléphone, une belle journée de quinze août. Il m'intime l'ordre, au nom de l'Afssaps qu'il représente, de transmettre au plus vite les résultats de notre étude aux responsables de l'Agence, inquiets. Quelques menaces à peine voilées si je n'obtempère pas rapidement. Nous demandons à être reçus en petit comité, fixé après concertation au 4 septembre.

Nous terminons les vacances en Charente. Au fil des mails, je découvre que Catherine Hill est ma presque voisine... et je passe ainsi une exquise journée de l'été finissant dans une vieille demeure charentaise, tapissée de beaux livres, peaufinant notre projet de publication sous une belle arche de pierre. Madame Hill me signale qu'elle est conviée à une nouvelle réunion du groupe « Plan de gestion des risques » le 16 septembre et que l'ordre du jour comprend la « présentation des résultats de l'étude cas-témoins benfluorex par le CHU de Nantes ». J'éclate de rire : non je ne suis au courant de rien, je suppose que Nantes et Brest, c'est pareil vu de Saint-Denis… complètement à l'Ouest. De toute façon je suis ce jour-là au congrès européen de pneumologie prévu à Vienne où j'ai un petit travail à présenter.

Sur le chemin du retour, je fais un crochet par la petite église de Verteuil, sur les conseils de mon hôtesse, pour admirer une émouvante « mise au tombeau » en céramique du XVème siècle.

Septembre 2009

Jeudi 4 septembre, cette fois-ci je suis accompagnée par mes complices, Christian Riché, Christophe Leroyer, dont le calme et une certaine forme de détachement contrastent heureusement avec mon activisme, et Grégoire, qui s'est éclipsé quelques heures d'un colloque à Monaco auquel il est invité, justement par Servier, pour intervenir dans son domaine de prédilection, celui des phlébites et autres embolies pulmonaires. Nous nous installons au zinc du café *Aux Bons Vivants*, j'y ai pris désormais mes habitudes, enfin presque.

Nous attendons ensuite dans un drôle de couloir oblique que l'on veuille bien nous recevoir. Carmen Kreft-Jaïs arrive en coup de vent, s'excusant : « Vous savez, c'est difficile en ce moment, on « pandémise ». Oui, bien sûr. À Brest aussi, on « pandémise » : la dernière nuit, je l'ai passée de garde à l'hôpital, déguisée en cosmonaute pour quelques suspicions de grippe H1N1 pendant que la file des brancards s'allongeait inexorablement dans le couloir des urgences.

Nous sommes finalement reçus une heure par Philippe Lechat, cardiologue, professeur de pharmacologie et directeur de l'Evaluation à l'Afssaps, Anne Castot, Carmen Kreft-Jaïs. Nous nous succédons à la barre. Philippe Lechat paraît parfaitement convaincu par notre affaire, cela me rassure un peu, c'est un des premiers cardiologues vraiment extérieur à ce travail, de bonne réputation, qui nous écoute. Il me fait simplement remarquer gentiment qu'on ne dit pas fuite valvulaire mais insuffisance valvulaire, nous rions et je reconnais que les termes cardiologiques me sont peu familiers. Il nous demande si l'étude est soumise à publication. Oui, l'affaire est en cours. Anne Castot s'interroge : « Et maintenant qu'est-ce qu'on fait ? ». Il paraît évident à tous que des décisions vont s'imposer, mais comment les prendre, pas trop tard… pas trop vite non plus… car il faudra bien penser à la communication. Carmen lève les yeux au ciel : « Je ne vous cache pas qu'avec une revue comme *Prescrire* en face, il faut peser ses mots. »

Elle n'a pas tort, je repense à une vive polémique ayant opposé en 2005 le directeur de l'Afssaps, Jean Marimbert, à cette même revue *Prescrire*, à propos du Mediator justement. Réagissant à un éditorial au titre provocateur *« L'Agence française des produits de santé est-elle avant tout au service des patients, ou au service des firmes pharmaceutiques ? »*, il s'indigne en ces termes : *« L'éditorial intitulé « le mot de Gaspard » comporte un certain nombre d'affirmations et d'insinuations qui relèvent du procès d'intention et mettent gravement en cause tant la qualité du travail de l'Afssaps au service de la santé publique que l'honneur professionnel et les motivations de service public des agents et experts participant à l'évaluation des médicaments et à la prise de décision qui en découle. La gravité de ces imputations développées selon des procédés qui ne sont pas à la hauteur d'un débat de santé publique comme des règles du débat scientifique, me conduit à exercer auprès de vous le droit de réponse [...], en ce qui concerne Mediator, [...] les résultats de l'enquête étendus dans l'intervalle aux hypertensions artérielles pulmonaires ont été examinés [...] et font ressortir des taux d'incidents notifiés très faibles.* » Grosse colère contre Gaspard...

Après ce huis clos quand même tendu, je tente la petite bière à la cerise au comptoir des *Bons Vivants*, à onze heures du matin. Je n'aurais pas dû, ça ne passe pas très bien. Grégoire n'a pas l'air non plus dans son assiette. Il est pressé et doit reprendre vite un vol pour Monaco. Je lui renvoie un petit SMS dans la soirée, « ça va Greg' ? » Je suis étonnée par sa réponse : « Bof, jusqu'ici, tous mes travaux étaient publiés et à dire vrai, sans que je me soucie trop de leur impact. Là, c'est tout à fait différent. » Je souris, il fallait bien qu'il se rende par lui-même à l'Afssaps pour réaliser. Réaliser la pression, le fait que nous serons exposés, attaqués, et je le pressens, utilisés si besoin comme boucliers humains face à la firme. Je le rappelle aussitôt et notre discussion, de vive voix, prend un tour grave, plus profond, nous parlons de nos engagements de vie.

Le lendemain, nouveau texto de Grégoire, toujours coincé à Monaco : « Je suis dans la salle du symposium Servier. Sur l'écran défile en boucle, tel un gimmick, le slogan du laboratoire "La sécurité est notre priorité". Ça fait tout drôle... »

Quelques jours plus tard, l'Afssaps nous demande de lui adresser notre protocole d'étude ainsi que nos résultats. Nous passons un grand samedi – un de plus – avec Grégoire à mettre tout cela en ordre et envoyons les pièces demandées sous forme d'un court synopsis, assorti du questionnaire et d'une vingtaine de diapositives imprimées. Par courrier, en recommandé avec avis de réception. Consultée, Catherine Hill se réjouit de ce format concis : « Vos documents sont tout à fait bien. Si on vous dit qu'ils sont trop courts, dites qu'effectivement vous n'avez inclus ni la déclaration d'Helsinki, ni la loi Huriet-Sérusclat, ni la Loi Informatique et Liberté, ni… comme l'industrie a la détestable habitude de faire ».

Je m'envole à Vienne, pour quarante-huit heures, retrouver l'ambiance de ruche du congrès européen de pneumologie. Echappée de quelques heures pour aller visiter le château de Sissi, Schönnbrunn. Rêveuse dans les allées du château, je croise un visiteur, visage avenant, qu'il me semble reconnaître. Le responsable de la sécurité Servier… Nous échangeons quelques banalités, il s'enquiert poliment de mon étude. Je lui confirme qu'il existe un « signal » et lui conseille de se rapprocher de l'Afssaps. Non, décidément, nous ne sommes pas dans un conte de fées.

À Vienne, je croise Grégoire Prévot, un collègue « HTAP » de Toulouse, un garçon sérieux. En me voyant il esquisse un geste : « Ah, Irène, j'ai trois dossiers de côté pour toi, très intéressants, des valvulopathies parfois associées à des HTAP, il faut que je trouve le temps de te renvoyer le questionnaire ». Je l'y encourage vivement et lui expose les prochaines échéances, cruciales pour ce dossier. Je lui fais remarquer que son centre de pharmacovigilance, placé sous la houlette de Jean-Louis Montastruc, ne devrait pas trop se faire prier. Il me promet de faire de son mieux.

J'ai également été en contact, via Yannick, avec un sympathique cardiologue nantais. Ils ont échangé à propos du Mediator, lors d'une rencontre professionnelle. Le docteur Gueffet a quatre dossiers suspects dans sa besace qu'il s'apprête à publier alors qu'il ignore notre implication dans ce dossier. Il est prêt à tout type de collaboration, choqué par ses propres déductions.

La prochaine séance de la Commission Nationale de Pharmacovigilance est fixée au 29 septembre. Quelques jours auparavant, comme cela semble être la procédure, un débat contradictoire « off » est organisé à l'Afssaps, avec le laboratoire dont le produit est mis en cause. Grégoire, artisan de l'étude, peut y participer sur place. Christophe et moi resterons à Brest mais associés par le biais d'une conférence téléphonique. En attendant le top départ de cette conférence, nous recevons quelques SMS hilares de Grégoire, que nous imaginons de son côté, assis près des plantes vertes dans le hall vitré de l'Afssaps : « les amis, je suis avec l'équipe de Servier mais ils ne savent pas qui je suis… du coup ils débattent à voix haute… savoureux ». C'est ainsi qu'il entend les responsables du laboratoire et leurs experts chercher la faille dans notre étude, un vice de forme, une erreur réglementaire ou se gausser d'une faute de frappe sur un chiffre « ils savent même pas compter ! ». Grégoire, imperturbable, PC portable ouvert sur ses genoux, se rend sur la diapo en question et corrige, en direct.

Le débat qui suit est très lourd, présageant une séance pénible à venir pour le 29. Nous la préparons soigneusement, répartissant les temps d'intervention. Yves Etienne se libère pour être également présent, il faut un cardiologue avec nous. Nous revoilà *Aux Bons Vivants*, assis à « notre » table, ordinateur ouvert pour le débriefing, Catherine Hill à l'autre bout du téléphone pour quelques conseils de dernière minute. Assis à l'autre bout du café, imperméables serrés et mains crispées sur leurs attachés case, se tient l'équipe du laboratoire qui s'étoffe à chaque nouvelle audition. Regards furtifs en coin, foin des mondanités.

Dans le hall de l'Afssaps j'aperçois Geneviève Derumeaux qui rejoint l'équipe Servier puis vient s'assoir à mes côtés, « Bonjour Irène, j'arrive de Lyon pour présenter des résultats de l'essai Servier, je ne sais pas du tout ce que vous avez à dire mais sachez que nous ne sommes pas des adversaires ». Elle s'enquiert de mes démarches auprès de Christophe Tribouilloy et se désole de mes déboires. « Décidément, ce n'est pas simple de faire travailler les gens ensemble… ». Quelques instants plus tard, allure sportive, sac à dos, look bobo, débarque un autre interlocuteur du laboratoire que j'imagine être un consultant. Il ne nous salue pas, déballe rapidement des documents que je reconnais être nos diapositives et les feuillette nerveusement avec les responsables de Servier, commentaires à l'appui.

Nous entrons, l'équipe Servier, impressionnante, nous barre toute la salle, bien remplie – Agnès a rameuté les troupes – mais toujours aucun chevalet pour nous permettre d'identifier nos interlocuteurs. C'est reparti, Carmen Kreft-Jaïs présente le bilan, quarante cinq cas de valvulopathies notifiées à ce jour dont neuf d'Amiens, trois de Toulouse, un de l'hôpital Foch. Je souris, Prévot et Montastruc ont tenu parole, les dossiers sont dûment enregistrés depuis vingt-quatre heures. À mon tour de parler suivie par Grégoire, endossant bien malgré nous le rôle du procureur. Puis la parole est à la « défense ». Un expert commis par l'Afssaps, Mahmoud Zureik, estime que notre étude souffre de certains biais et qu'il ne la considère pas valide de ce fait. Le consultant au sac à dos prend la parole à son tour : « Philippe Ravaud, Université Paris VII ». En quelques mots, il commente « l'étude d'Irène Frachon », déplorant de ne pas disposer d'un protocole « décent » : l'étude est pire que biaisée, elle est falsifiée. Il croit en tenir la preuve dans un soi-disant lapsus qu'il dit avoir relevé dans ma présentation. Ambiance. Je réalise que si notre travail est jugé invalide, c'est son équipe qui aura la charge et les financements importants de l'étude cas-témoins demandée à Servier. Il évoque un observatoire qu'il a lui-même mené dans les années 2000, décrivant les grandes causes des maladies valvulaires cardiaques. Je ne peux m'empêcher de m'interroger sur le nombre de valvulopathies au Mediator qui ont été alors ignorées. Lui succède Geneviève Derumeaux, présentant longuement, avec rigueur, les études échographiques de l'essai international Servier, intitulé « Regulate » et dont les résultats ont été exigés par l'Afssaps. Nous buvons ses paroles, guettant « l'épilogue » : après quelques mois d'exposition au Mediator apparaissent chez environ 15 % des patients traités de petites fuites valvulaires, qualifiées de « triviales ». Ces fuites ne sont pas observées dans un autre groupe de malades non exposés à ce médicament. Comme elles sont minimes, après moins d'un an d'exposition, la conclusion du laboratoire est qu'il n'y pas de signal pathologique. Petit remous dans la salle. Le pharmacologue d'Amiens demande à son tour d'intervenir : avec son collègue Christophe Tribouilloy, il a conduit une étude ressemblant à la nôtre. Ainsi, chez les patients ayant une insuffisance valvulaire incomprise, l'exposition antérieure au Mediator est très fréquemment retrouvée alors qu'elle est quasi inexistante lorsqu'existe une cause identifiée. Une publication est soumise depuis début septembre. Heureuse de l'apprendre, exit le gène breton !

Je réponds au petit SMS « tout va bien ? » de Catherine Hill qui vient de vibrer dans ma main : « oui, ça va ». Idem pour Patricia, notre infirmière « ça roule Patoche ! ». On nous demande de quitter la salle en même temps que le laboratoire pour les délibérations. Nouveau petit message, d'Agnès cette fois-ci : « À la question, y a-t-il un signal cardiaque ? Oui, à l'unanimité (une abstention du représentant de l'industrie pharmaceutique). À la question, est-il acceptable de laisser des patients exposés à ce risque ? Non, idem. A + ». Vote intéressant, consécutif à l'examen de deux études, l'une « biaisée voire bidonnée » et l'autre ne « montrant pas de signal pathologique ».

J'interroge un peu plus tard Christian Riché, bien au fait des procédures de décision de l'Afssaps. Il m'explique que, selon toute vraisemblance, il faudra encore attendre que la procédure « normale » se déroule, avis transmis à la Commission d'AMM, nouveau débat, nouveau vote. Le directeur de l'Afssaps peut toutefois prendre une décision plus rapide de police sanitaire, en cas d'urgence pour la santé publique.

Je profite du ciel bleu sur les toits de Paris pour me balader, puis dépose mon Vélib' en face d'un petit square de l'Ile Saint-Louis. J'appelle Gérald Simonneau et lui fais le récit de la séance que nous venons de vivre. Très grosse colère de mon interlocuteur lorsqu'il apprend le rôle de chacun. Je lui rétorque en riant : « Pour une fois que je ne suis pas concernée par ton courroux.... ». Il se détend à son tour : « Pour toi mon petit chou c'était grade un... » Les colères de Gérald sont célèbres et redoutées. Parce qu'il ne transige pas et parce qu'il a, souvent, raison. Marc Humbert se contente de soupirer sur le mail : « On a un sentiment de déjà-vu... »

Octobre 2009

Catherine Hill me rappelle quelques jours plus tard : « J'ai rencontré un membre d'un service étude de la Caisse Nationale d'Assurance Maladie[49], lors d'un colloque consacré à tout autre chose. Nous avons un peu discuté et il propose d'étudier le problème. »

Le soir même, je suis contactée par ce responsable par mail et téléphone, drôle, intelligent, plein d'idées. Il peut faire des croisements de fichiers – anonymes – pour étudier ce qui arrive aux utilisateurs du Mediator par exemple, comparé à des personnes non exposées. Je lui joins notre travail par mail et les codages que nous avons utilisés. Il me promet de regarder au plus vite, discrètement pour commencer, question « sensible », mais prudent, il refuse d'en dire plus. Je le surnomme illico le Père Noël.

49. CNAM.

Je questionne un peu internet, le patron de la CNAM est un ancien directeur de cabinet de Philippe Douste-Blazy. Je me souviens alors d'une remarque de Jean Jouquan, un professeur de médecine qui vient de renforcer notre équipe. Il m'a expliqué comment, jeune chef de clinique, il a été convié, comme plusieurs autres de ses pairs, à rejoindre le groupe de « chefs de clinique consultants » que mettait en place le laboratoire Servier à cette époque. Une forme de « mécénat académique » grâce auquel les membres de cette « pépinière » officieuse avaient accès, dans une ambiance conviviale et studieuse, à des conférences scientifiques ou à des ateliers d'apprentissage de la prise de parole en public. La plupart de ces jeunes gens sont devenus au fil des années qui professeur, qui patron, qui doyen… bref leader d'opinion médicale d'une manière ou d'une autre. Certains sont même devenus ministres, comme Douste-Blazy, rejoignant le groupe alors que Jouquan lui-même s'éloignait, conscient de l'emprise de la firme. Au sein de celle-ci, plusieurs conseillers scientifiques ou cadres devenaient souvent des amis, facilitant ultérieurement l'octroi de subventions. Bien qu'à présent très distant de toute pression des laboratoires, ne recevant plus jamais la « visite médicale », Jean Jouquan participe à l'organisation d'une réunion professionnelle annuelle, possible grâce aux subsides de ce laboratoire. Il assume ses dernières contradictions, un peu comme l'on reste fidèle à des « copains de régiment » reconnaît-il avec une belle franchise. Il faut dire que ces financements n'existent pratiquement nulle part ailleurs.

Christian Riché avait raison, rien n'est terminé, procédure habituelle. 300 000 Français continuent chaque jour à être exposés à cette substance. Nous peinons à être informés, une première date est ajournée et finalement on nous annonce une session pour le 23 octobre.

J'ai réussi à joindre Carmen Kreft-Jaïs qui semble soulagée de voir enfin s'esquisser une solution à cette épine dans le pied de l'Afssaps. Elle m'invite à venir aux délibérations de la commission d'AMM. Nous discutons un peu plus tranquillement, je suis encore choquée par la dureté des débats. Je lui fais remarquer que « dans cette histoire dramatique… » elle m'interrompt alors : « Enfin Irène, ne le prenez pas au drame ! » « Je parle des morts Carmen, pas de moi.» Nous parlons de la pression, des pressions.

Plus tard, j'entendrai un membre de l'Afssaps m'avouer : « Si je vous disais que j'ai appris la confirmation de mon embauche à l'Afssaps par l'intermédiaire d'un représentant de cette firme, venu en informer mon conjoint, médecin lui-même ».

Du 12 au 22 octobre est organisée dans tout l'hexagone la « Semaine du Médicament », à l'initiative des industriels, désireux de faire connaître et comprendre les ressorts de leur métier. Cette année, le fil rouge est « peut-on faire confiance au médicament ? ». Je reçois régulièrement, sur ma messagerie professionnelle, divers bulletins « d'information médicale » alléchants, sponsorisés par les laboratoires pharmaceutiques. J'écoute avec intérêt – après visionnage obligatoire d'une publicité pour un médicament – sur Fréquence M, « l'actualité médicale réalisée par des professionnels de la médecine et de la radio » - l'interview donnée le 12 octobre par le président du LEEM[50] et de Sanofi-aventis, Christian Lajoux, au journaliste Christian Boner. À la question : *« Est-ce qu'il y a un problème de confiance avec le médicament ? »*, il répond : *« Je ne suis pas sûr qu'il y ait un réel problème de confiance. Il y a un fond de commerce, alimenté par des acteurs qui sont bien connus et qui reviennent régulièrement comme les marronniers. Il n'hésitent pas à porter le discrédit sur la façon dont les experts travailleraient avec les différentes agences internationales, la façon dont les médicaments seraient expérimentés, la façon dont la presse spécialisée ou la presse plus large traiterait les sujets du médicament et c'est précisément pour répondre à ces critiques, avec les éléments qui sont les nôtres, en toute objectivité, en toute simplicité, que nous faisons cette démarche. Nous avons la volonté d'être acteurs de santé, acteurs économiques et des concitoyens à la rencontre de nos concitoyens, à l'écoute et au service de la société. »*

L'autre sujet développé ce jour est la confirmation qu'une seule injection est suffisante pour prévenir la grippe H1N1. Comme c'est ballot, on vient d'en acheter plus de 90 millions de doses… Un autre responsable du LEEM dénoncera plus tard sur le bulletin émis par santelog.com le 28 janvier 2010 *« la polémique nauséabonde qui s'est développée autour de la grippe H1N1, avec la mise en cause de l'industrie pharmaceutique… et des propos contraires à la vérité et fallacieux, non démentis »*.

Nous tentons d'alerter certaines personnalités de la Commission d'AMM qui doit se réunir ce 23 octobre. L'une d'entre elles, et pas des moindres, nous envoie ce commentaire mi-figue, mi-raisin : *« Ce n'est pas moi qu'il faut convaincre, vos résultats crèvent l'écran et seuls les puristes staliniens râlent…*

50. Les Entreprises du Médicament.

Le coup est parti, ils vont suivre et les jours du Mediator sont comptés ; j'en fais une affaire perso […] Comme c'est Servier, ça va être dur et long (mois, années) mais je le sens bien parti et ne lâcherai pas […] ». Bigre… Quelques jours après il ajoute : « *Servier (qui connaît toutes les ficelles réglementaires) va faire appel, va aller devant l'Europe, devant les députés. Ils vont jouer de toute leur influence, lobby, ficelles légales, appels, commission des droits de l'homme et tribunal de La Haye (pour les génocides…) pour jouer la montre. J'en suis le premier désolé mais je ne fais pas les lois…* »

Retour *Aux Bons Vivants*, je réalise que c'est le sixième déplacement que nous faisons, de Brest, à plusieurs, aux frais de la Princesse Afssaps, pour instruire âprement le dossier d'un médicament, simple adjuvant, quasi exclusivement commercialisé en France pour ce qui concerne l'Europe. J'ai cependant ouï dire qu'il existe ailleurs un vaste marché, asiatique notamment. Catherine Hill nous accompagne cette fois-ci, marre de nous faire tacler, mais il a fallu négocier pour imposer sa présence.

L'ambiance, lors de cette Commission d'AMM, me paraît d'emblée survoltée. Nous avons beaucoup attendu, une sombre histoire de vaccins H1N1 et de médecine militaire qui a pris du temps. Cela semble agacer du monde, on me glisse que le consultant de Servier, Bernard Iung, est très pressé, une conférence d'importance l'attend ailleurs. Nous, nous avons le temps… venus de Brest, nous avons dû nous organiser pour la journée.

Le rituel n'est pas très différent de l'autre Commission, même salle, parfois mêmes acteurs. On nous fait sortir précipitamment avant l'audition du laboratoire, toute erreur de procédure serait une catastrophe. Je vois des experts s'en aller, l'heure de midi ? Nous revenons dans la salle. Le président de la Commission se tourne alors vers Madame Hill et déclare : « Catherine, nous vous écoutons. » Une belle leçon, donnée avec simplicité et qui me permet, je l'avoue, de mieux comprendre ce que nous avons réalisé. Je vois un personnage debout qui fait des gestes, du service juridique m'explique-t-on, le quorum n'est pas atteint pour pouvoir voter. Pas de chance ? Sortant tous un peu dans la pagaille, je vois Anne Castot qui me confie : « Bon, la décision ne fait aucun doute mais ce contretemps nous laisse du temps pour préparer un communiqué. Nous ne pouvons nous permettre aucune faute, pour l'Isoméride les recours déposés par Servier ont duré sept ans[51].»

Je réalise à quel point les décisions de l'Afssaps, relevant pourtant de questions importantes de santé publique, de la santé de nos concitoyens, sont fragiles, menacées[52].

---

51. Le 28 janvier 2003, un arrêt du Tribunal européen a annulé une décision de la commission européenne de retirer les autorisations de mise sur le marché (AMM) des produits du laboratoire Servier – Ponderal et Isoméride – après un recours déposé par la firme, arguant, entre autres, de « l'insuffisance des garanties de rigueur scientifique des études prises en considération par le comité. Ces études ne démontreraient pas l'existence d'un lien de causalité entre la prise des substances considérées et la survenance des affections susmentionnées – HTAP et valvulopathies – ». L'AMM est finalement abrogée en juin 2004.
52. À titre d'exemple, la décision de suspension d'AMM de gel de ketoprofène prononcée le 22 décembre 2009 par l'Afssaps – pour des raisons de sécurité – a été suspendue à son tour quelques jours après dans l'attente d'un « jugement au fond » après saisie du Conseil d'Etat par un des laboratoires concernés.

Il nous reste quelques heures avant le retour, il fait encore beau. Je déjeune avec Grégoire en terrasse d'un restaurant du quartier latin. Le garçon nous propose un apéritif, champagne ? Non, l'Afssaps nous semble acculée, mais combien de temps encore avant la décision finale ? Une Badoit fera très bien l'affaire.

Je reprends l'avion, mon métro depuis quelques mois. Alors que nous sommes déjà installés dans la carlingue, Christophe Leroyer, resté à Brest, m'appelle. Je lui fais le récit du dernier épisode de cette interminable saga. Une fois la communication terminée, je me tourne vers mes deux voisins pour m'excuser d'avoir ainsi utilisé mon portable… et découvre deux paires d'yeux ronds qui me fixent avec effroi. « Dites donc, ça a l'air sérieux votre affaire ». Je leur explique le plus brièvement possible de quoi il en retourne et les rassure, nous sommes sur la bonne voie, une affaire de quelques semaines j'espère. L'un d'eux se demande d'ailleurs avec inquiétude si sa belle-mère ne serait pas traitée avec cet adjuvant. Lorsque l'hôtesse passe dans le rang, nous commandons tous trois un petit verre de blanc et trinquons joyeusement au dénouement, que nous espérons proche, de l'entreprise. Le reste du trajet est, ma foi, fort plaisant.

À peine débarquée sur le tarmac, mon portable sonne à nouveau. C'est mon contact de la CNAM, qui s'excuse de me déranger juste avant le week-end, mais il a deux, trois choses à me dire. Je m'accroupis dans un coin, me saisis d'un crayon et plie mon journal, *Le Télégramme de Brest*, en deux, pour prendre des notes. Mon interlocuteur parle très vite : « On a été un peu plus rapides que prévu, je vous donne deux, trois chiffres, comme ça : en regardant le devenir de plus de un million de diabétiques, si j'isole ceux qui ont été exposés en 2006 au Mediator, même une boîte, le risque qu'ils soient hospitalisés l'année suivante pour un problème d'insuffisance valvulaire, toutes causes confondues, est multiplié deux à trois fois par rapport aux non exposés. Idem l'année suivante. Compte tenu de nombreux facteurs qui atténuent cet effet, je pense que l'on se rapproche de vos constatations. Au minimum, cela représente 150 personnes hospitalisées chaque année pour une toxicité sévère valvulaire du Mediator. Bravo, c'est incroyable. Je rédige un rapport le plus vite possible et vous tiens informée. Tout ceci est bien entendu confidentiel mais je tenais à vous le dire. Bon week-end à vous. » Cher Père Noël…

Petit mail pour Marc Humbert qui manque d'en perdre son flegme habituel : « Effarant ».

Novembre 2009

Je suis avertie comme promis quelques jours plus tard qu'un rapport préliminaire, instantanément validé et approuvé sans réserve par les responsables de la CNAM, est parti en urgence sur le bureau du directeur de l'Afssaps, Jean Marimbert, ainsi que sur celui du directeur général de la santé.

La prochaine Commission d'AMM est enfin fixée au 12 novembre. Un mail rameute les troupes en ces termes : *« L'ordre du jour de cette commission portera essentiellement sur les dossiers relatifs à la grippe »*. On pandémise toujours… mais le quorum sera au rendez-vous.

Le vote recommande la suspension de l'autorisation de commercialisation du Mediator pour la France. Ce n'est qu'une recommandation et il faut encore attendre la signature du directeur de l'Afssaps, après la préparation des textes officiels annonçant ces mesures. Les laboratoires ont une semaine pour faire appel. Après la décision française viendra une seconde étape, au niveau de l'Agence Européenne – EMEA – pour étendre ces mesures à l'Europe et prononcer le retrait de commercialisation[53].

Le soir du 12 novembre, nous animons avec Yannick Jobic une réunion autour du thème de l'HTAP, à Saint-Brieuc. À peine arrivés, Gwenaëlle Le Garff, une collègue briochine, s'avance vers moi et m'annonce : « J'ai une triste nouvelle à t'apprendre Irène. Madame F., notre patiente obèse à la voix de stentor, est morte, il y a quelques jours, pour deux raisons, une obésité devenue terrible, plus de deux cent kilos, aggravée par son HTAP. » Madame F., sans elle, je n'aurais sans doute jamais rien remarqué. Combien de temps encore aurait-il fallu ? J'informe à mon tour Gwen et ses collègues des événements de la journée et nous restons tous troublés par cette coïncidence.

L'Agence nous tient informés de la rédaction du communiqué. Je prends connaissance du rapport exposé par le consultant de la firme Servier devant la Commission d'AMM. La première partie est consacrée à l'expertise des quarante-cinq cas notifiés et, malgré une analyse très restrictive, la moitié est considérée comme possiblement une conséquence de

53. Le retrait européen sera prononcé le 18 décembre 2009.

l'exposition au Mediator. Sont ensuite analysés les résultats de l'étude Servier. En conclusion, le consultant reconnaît l'existence d'un « signal cardiaque » mais juge les propositions du laboratoire – maintien du produit sur le marché avec contre-indication si une valvulopathie est connue avant traitement et surveillance des échographies cardiaques sous traitement – « adéquates ». Je reste songeuse, « adéquates », alors que ces anomalies graves et parfois mortelles surviennent sur des cœurs sains et peuvent apparaître en quelques mois.

Au passage, je note que le compte rendu de la réunion du 29 septembre – Commission Nationale de Pharmacovigilance – ne mentionne pas le nom de tous les experts présents et amalgame toutes les critiques émises : experts missionnés par l'Afssaps et consultants Servier, dans le même sac, impossible de savoir qui a dit quoi. Malgré les remarques que j'avais postées sur le mail. Dans la version finale, celle mise en ligne, d'autres noms d'experts ont été biffés. Ainsi, le vote qui fonde cette décision de l'Agence se base sur des avis d'experts anonymes dont on ignore le rôle et les conflits d'intérêts.

Le 25 novembre, les textes préparés par l'Afssaps sont mis en ligne sur le site de l'institution. *« L'Afssaps suspend l'autorisation de mise sur le marché des médicaments contenant du benfluorex. Cette décision fait suite à l'évaluation récente de nouvelles données qui mettent en perspective l'efficacité modeste de ces médicaments dans la prise en charge du diabète de type 2 et confirment le risque d'atteinte des valves cardiaques […] Mediator a fait l'objet depuis plusieurs années d'une surveillance active qui a conduit […] Les résultats de l'enquête nationale de pharmacovigilance ainsi que de deux études menées par le CHU de Brest, et par les laboratoires*

Servier […] Les patients traités par le benfluorex sont invités à arrêter leur traitement et à consulter… », repris en boucle dans la grande presse, dans de minces entrefilets, grâce au communiqué AFP : *« Trois médicaments contenant du benfluorex, dont le Mediator, sont retirés des pharmacies à partir du 30 novembre […] Mediator a fait l'objet d'une surveillance active ces dernières années […] La revue Prescrire se félicite en ligne du retrait de cet « amphétaminique », banni du marché « depuis des années en Espagne. »*

Les médecins généralistes français reçoivent également un courriel de la Direction générale de la Santé avec la mention « urgent » en en-tête. Cette mention suscitera le courroux d'un généraliste, lecteur de *Prescrire*, estimant *« surtout urgent que les responsables de la santé publique en France se soucient un peu plus de santé et du public que de ménager certains intérêts assez extérieurs à ces préoccupations »*.

Le laboratoire ne fait pas appel de cette décision.

Je savoure un peu plus tard ce petit commentaire de mon contact à la CNAM : « …Ce n'est pas le tout mais c'est quand même bien agréable de savoir que les patients ne prennent plus de benfluorex […] oui vraiment. Je vais organiser un petit pot dans notre service pour cette affaire bien terminée. »

Quelques jours plus tard, il note encore : « Dans les milieux diabétologiques dans les derniers jours de novembre, Servier expliquait à des médecins hospitaliers parisiens que l'étude brestoise était bidon […] Depuis Servier a suspendu tous ses financements à l'Alfediam (association de diabétologues) et sa participation au congrès annuel. »

D'autres petits messages arrivent sur ma boîte mail qui me font chaud au cœur : compliments du directeur du CHU, spectateur discret et attentif au déroulement de l'affaire, un « Chapeau bas ! » de mon complice du DIM, une « Déclaration d'amour » d'un ami diabétologue et convaincu de la première heure. Carmen Kreft-Jaïs m'appelle également aimablement et semble souhaiter de futures collaborations.

Je contacte Jean-Louis Montastruc, le premier pharmacologue français ayant publié une observation de valvulopathie sous Mediator. Je suis curieuse de connaître sa réaction. Il se réjouit bien sûr et me demande si le laboratoire a cherché à me contacter durant toute cette période. Non, vraiment, rien de rien. « "Ils" sont venus me voir en septembre, pour diverses raisons » m'apprend-il avec un chaleureux accent du Sud-Ouest. « La question de Mediator est arrivée rapidement sur le tapis. Ils m'ont expliqué que les cas rapportés n'étaient pas bien méchants… ».

Le retrait de toutes les pharmacies de France est effectif le 30 novembre : 300 000 traitements interrompus du jour au lendemain. L'armée des visiteurs médicaux du laboratoire Servier apprend la nouvelle, un matin, à la radio. Le nom du Mediator disparaît subitement du site web de Servier, ni fleurs, ni couronnes[54]. Un petit courrier poli est posté à certains médecins français, reprenant les termes du communiqué lisse de l'Afssaps. Le directeur de Biopharma, filiale de Servier souligne que *« cette décision fait suite à l'observation récente (en*

54. La formulation commercialisée à l'international sous le nom de Mediaxal figure toujours sur le site du laboratoire consulté le 17 mars 2010 http://www.servier.com/Corporate/Corporate.aspx?id=714

mai 2009) de cas d'atteintes valvulaires cardiaques rapportés dans le cadre d'une enquête de pharmacovigilance » et rappelle, avec un brin de fermeté, que l'on doit *« signaler tout effet indésirable grave ou inattendu au Centre Régional de Pharmacovigilance »*. Il était temps.

Le silence qui suit ce retrait est assourdissant. Qui connaît le Mediator ?

Une question, toutefois, *« s'impose »* pour Jean-Yves Nau, ancien du journal *Le Monde*, sur le site slate.fr : *« Pourquoi* [ce retrait] *maintenant ? [...] après de multiples mises en garde lancées depuis longtemps notamment par Prescrire [...] À quand de véritables « retours sur expérience » ? À quand la publication de premières recherches à visée autocritique ? Et, très concrètement : combien les différentes formulations de [...] Mediator, aujourd'hui interdites ont-elles, en France, à la fois bénéficié et coûté à la collectivité ? »*

Le Télégramme de Brest et *Ouest-France*, que nous avons conviés pour un point-presse avec notre direction d'hôpital, publient des articles laissant également, très clairement, des questions en suspens.

Côté forums de consommateurs, les échanges postés laissent entrevoir inquiétudes, désir de mobilisation, mais aussi parfois regrets de voir retirer l'un des derniers anorexigènes du marché. Ainsi sur medisite.fr : *« Je viens d'apprendre que le Mediator n'est plus disponible à compter du 30/11/09 ! J'ai été soigné au Mediator pendant des années et mon cardiologue m'a signalé un manque (?) dans le fonctionnement des communications oreillette/ventricule. J'avoue que cette info me fait gamberger...* » ; « *Bonjour Madame, j'ai bien lu votre problème, et comme par hasard ma compagne vient de faire un examen cardiologique et on lui a découvert « une double fuite mitro-aortique ». Elle prend du Mediator depuis presque 2 ans [...] Bien sûr les médecins ne se prononcent pas, personne ne veut se mouiller [...] nous avons l'intention de constituer une Association de défense pour tous les malades atteints de ce problème* » ; « *Bonjour, moi je suis sous Mediator depuis 2003 [...] cela m'a permis de perdre 30 kg [...] je ne peux donc pas m'en passer. Je n'ai jamais eu aucun souci avec ce médicament [...] Je suis en furie après ces médecins qui pour le moindre petit cas font une polémique, qu'ils prouvent ce qu'ils disent avant de retirer un médicament qui marche du tonnerre...* » ; « *Tout à fait d'accord avec vous [...] Et comment avoir confiance dans une institution qui met 33 ans pour voir qu'un médicament n'est pas assez efficace* ».

Dernier message posté : « *Ma mère était en bonne forme, ne s'est jamais plainte de problème au cœur. Une fois elle a vu son médecin traitant, il lui a donné du Mediator. Elle l'a pris plusieurs années et a commencé à se plaindre de douleurs au cœur. On a diagnostiqué la valve gauche du cœur ne fonctionnant plus, opéré pour lui mettre une valve mécanique mais elle est décédée sur la table d'opération. Il faut pas laisser passer, ma mère avait 57 ans.* »

Janvier 2010

Je consulte mon mail : des nouvelles de Grégoire, parti dans le grand froid quelques semaines revoir ses collègues canadiens de l'équipe d'Ottawa. Devant tout un panel d'épidémiologistes, il expose longuement les données scientifiques ayant abouti au retrait français du benfluorex. À peine sorti, il m'envoie un commentaire soulagé : « Salut fille, j'en sors... J'ai fait un TABAC !!! Ceux qui étaient debout se sont assis, et ceux qui étaient assis en sont tombés par terre... ils disaient qu'ils auraient fait pareil pour faire vite... Surtout, ils étaient vraiment scandalisés par l'affaire en général, l'attitude du laboratoire en particulier et plus encore par le fait que le *British Medical Journal* n'ait pas pris l'article. Ils me disaient de soumettre à *PLoS*[55]... Je suis sorti de là plutôt rassuré donc... A +. »

Oui, cela nous rassure car les obstacles à surmonter pour publier ou simplement communiquer nos résultats se dressent farouchement : retour sec lorsque nous proposons à l'*European Heart Journal*[56] l'analyse d'une valvulopathie avec photos autopsiques, *« not priority »*. Notre étude cas-témoins, ayant fondé le vote conduisant à la suspension de commercialisation du Mediator – et épargné ainsi quelques vies, je le pressens –, est plus brutalement rejetée encore du journal *« Fundamental and Clinical Pharmacology »*, émanation de la Société Française de Pharmacologie et Thérapeutique. L'article est commenté par deux relecteurs anonymes, comme cela est la règle. L'un recommande la publication moyennant certains détails à préciser. L'avis de l'autre relecteur, violemment opposé à toute publication de ce *« soi-disant cas-témoins »* est « en forme de croc de boucher » commente, navré, Marc Humbert. La revue nous avertit, par la voix de l'un des éditeurs en chef, professeur de pharmacologie, que le rejet est définitif, sans possibilité d'appel. Petite interrogation sur le net : dans un de ses

55. Revue scientifique internationale exclusivement en ligne.
56. Journal européen de cardiologie.

derniers articles scientifiques[57], la déclaration – obligatoire – des conflits d'intérêt de cet éditeur avec l'industrie pharmaceutique commence ainsi : « Professeur F. *is a consultant for Servier* ». Publier, même avec des réserves, me paraît pourtant un bon moyen d'échanger commentaires et critiques.

L'article sera finalement accepté pratiquement sans aucune demande de correction – deux fautes d'anglais relevées – dans la revue scientifique internationale en ligne *PloS One*. Cette revue en accès libre publie un nombre élevé d'articles scientifiques pourvu que les travaux soient rigoureusement menés sur le plan technique. Ce qui permet ensuite la tenue d'un débat ouvert, bien éloigné du huis clos français.

L'éditeur en charge de notre article est le docteur Joël Lexchin, professeur de santé publique à l'Université de Toronto et auteur de nombreux articles traitant de pharmacovigilance. Il a publié en 2005 un bilan des retraits de médicaments du marché canadien pour raisons de sécurité. Sur la liste figurent les fenfluramines de la société Servier Inc. Sur le site de cette dernière, www.servier.ca, on peut lire *« filiale canadienne de Servier [...] chef de file dans la mise au point de produits pharmaceutiques éthiques »*.

Comme nous nous y attendions, Christophe Tribouilloy, d'Amiens, nous devance en publiant très vite son travail. Découvrant l'article, j'y retrouve nos idées, nos constatations, et heureusement aussi, nos conclusions.

57. Octobre 2009.

Geneviève Derumeaux, présidente de la Société Française de Cardiologie met en ligne, sur le site web de cette dernière, une proposition de registre afin de colliger les cas dépistés après le retrait du médicament. Elle m'en fait part, d'un mot chaleureux, par mail.

Mais seul Gérald Simonneau me donne la parole, lors d'une journée de formation consacrée à l'HTAP. À l'issue de mon topo, le rédacteur en chef de *La Presse Médicale* me demande d'écrire un éditorial. Les cardiologues présents dans la salle et que je retrouve ensuite sont abasourdis.

Février 2010

Christophe Leroyer entre en trombe dans mon bureau, ce n'est pourtant pas son style. « Regarde ça, je l'ai rattrapé au vol avant que cela n'atterrisse directement dans ma corbeille ». Ça, une belle enveloppe A 4 et à l'intérieur trois feuillets : une Lettre de l'Académie nationale de Médecine, papier recyclé, impeccable. Editorial : *« ...Réaffirmer l'indépendance de l'Académie sera une troisième préoccupation. Nos membres disposent d'une complète liberté de pensée et d'expression, à l'écart de toute influence corporatiste [...] Ne la galvaudons pas [...]* Un peu plus loin je lis encore *« ...Une restitution claire et transparente de l'expertise scientifique aux citoyens est indispensable... »* Je regarde Christophe sans comprendre : « Mais c'est très bien tout ça... » J'examine les deux autres feuillets : un formulaire d'abonnement au Bulletin de l'Académie nationale de Médecine et derrière je découvre, sur une feuille en « pleine page » : *« Servier, premier laboratoire pharmaceutique français, 20 000 collaborateurs, près de 3 000 chercheurs, 25 % du chiffre d'affaires consacrés à la Recherche [...] une présence sur cinq continents [...], 86 % des médicaments Servier consommés à l'international [...] un chiffre d'affaires de 3,6 milliards d'euros [...] Servier contribue à la hauteur de 29 % à l'excédent de la balance commerciale française pour l'industrie pharmaceutique [...]* » La Lettre de l'Académie de Médecine, financée par le laboratoire Servier.

Sortant de mon bureau, je croise Claudine L. dans un couloir de l'hôpital. Elle m'apprend qu'elle a repris son travail d'infirmière après de longs mois de convalescence. Sur un poste aménagé, pas trop fatigant et à « soixante-quinze pour cent ». Elle me confie son désarroi lorsqu'elle s'est retrouvée brutalement en chirurgie cardiaque pour une opération à cœur ouvert. La peur, le choc, la colère aussi. Sa fille a été obligée de lâcher son travail pour venir s'occuper d'elle, elle s'inquiète pour son avenir. Elle a beaucoup pensé, beaucoup prié, elle va mieux aujourd'hui. Presque gênée, elle m'avoue ne plus pouvoir dormir la nuit sans la radio ou la télé allumée... à cause du bruit que font ses « nouvelles » valves cardiaques. Nous repartons chacune à notre travail.

Il me reste bien une question : « Combien de morts ? »

Postface

Les médecins savent qu'entre un remède et un poison, la différence n'est qu'affaire de dosage, tout médicament efficace comportant des effets secondaires indésirables, potentiellement fâcheux, voire catastrophiques. On ne manque pas d'exemples, dans l'histoire récente, de médicaments retirés de la pharmacopée ou restreints dans leurs indications au vu de leurs conséquences pathologiques non détectées au cours des différentes phases d'essais et n'apparaissant que tardivement. Tout l'enjeu de la pharmacovigilance réside dans les capacités de détection de tels effets, ce qui suppose une indépendance de jugement de la part des experts chargés d'apprécier les causes d'accidents et d'aléas thérapeutiques. Rien de tel dans l'histoire que l'on vient de lire. Non seulement le Mediator, à peu près totalement dépourvu d'intérêt thérapeutique démontrable, a été longtemps commercialisé en tant que médicament, mais il s'est en plus révélé dangereux. C'est pourquoi ce récit est celui d'une histoire exemplaire dont il faut tirer les leçons, en élargissant le champ de vision aux pratiques commerciales des laboratoires pharmaceutiques.

Coïncidence, au moment où l'affaire Mediator arrivait à son dénouement, la gestion de la grippe H1N1 par l'OMS et le gouvernement français déclenchait une intéressante controverse portant sur le rôle des "labos" dans le déclenchement par l'OMS d'une alerte mondiale et la décision française de vacciner toute la population de l'hexagone. La présence d'experts étroitement liés à l'industrie pharmaceutique et siégeant dans les diverses commissions fournissant des avis techniques aux autorités sanitaires était au cœur de la polémique. Aucune preuve formelle n'a été apportée à ce jour à l'appui de la thèse intentionnaliste, autrement dit de l'affirmation selon laquelle ces décisions auraient été prises sous l'influence d'industriels fabriquant un scénario du pire pour remplir leurs carnets de commande. D'une part en effet, les incertitudes marquant la première phase de l'épidémie, celle qui se développait dans l'hémisphère Sud au printemps 2009, laissaient place à différentes hypothèses plausibles, y compris celle d'une pandémie meurtrière. D'autre part des précédents douloureux - réaction tardive de l'OMS à la pandémie de sida, affaires du sang contaminé et de l'hormone de croissance en France, parmi d'autres - incitaient les autorités sanitaires à afficher leur détermination à agir précocement au nom du principe de précaution. Ces facteurs politiques expliquent pour une part, qui n'est pas secondaire, des mesures qui, donc, auraient peut-être été prises, en dehors de toute incitation par l'industrie. Reste que celle-ci occupe dans les processus de décisions une place que la compétence de ses représentants est loin d'expliquer, contrairement à ce qu'affirment ses porte-voix selon lesquels ses experts siègent dans les commissions parce qu' "ils sont les meilleurs". La modestie n'étant pas une vertu économique, on ne leur reprochera pas de tels propos. On se contentera de souligner que lesdits experts n'ont pas démérité au regard de ce qui leur était demandé, à savoir défendre les intérêts de leurs bailleurs de fonds tout en permettant à ceux-ci de prendre la pose avantageuse du défenseur de la sécurité sanitaire et de l'intérêt général. Relevons au passage que la Pologne, dont le climat est pourtant propice à une épidémie de grippe, a décidé publiquement d'ignorer les alertes, de tenir la menace pour banale et de ne prendre aucune mesure particulière. Ce pays qui n'a pas dépensé un zloty pour la grippe H1N1 n'a pour autant pas eu à souffrir de surmortalité grippale ni même d'un nombre de cas supérieur aux autres pays européens. Si l'exemple n'est pas probant à lui seul, il mérite d'être pris en compte, ne serait-ce que pour indiquer que le choix d'une autre option était possible et responsable, contrairement à ce qu'affirment notre ministre de la Santé et de nombreux experts.

On ne s'étendra pas sur la controverse concernant l'efficacité du Tamiflu pour le traitement des cas avérés de H1N1. Rappelons cependant qu'au moment même où la Direction générale de la santé en ordonnait la prescription pour tous les patients grippés, le *British Medical Journal* publiait une étude démontrant son inefficacité pour cette pathologie. Mieux : on apprenait que les études précédentes allant en sens contraire avaient été financées par le fabricant de ce médicament. Rappelons que les médecins généralistes et de nombreux spécialistes ont refusé d'appliquer cette directive, arguant que la balance bénéfices-risques était défavorable.

En somme, s'il n'existe certes pas de preuve formelle de l'implication des "labos" dans les décisions de santé publique, il est difficile de ne pas voir le faisceau de présomptions allant dans ce sens. Les avis rendus par les différentes commissions que mentionne Irène Frachon (AMM, Afssaps, Pharmacovigilance), de même que le climat de suspicion à son encontre attestent à nouveau la lourdeur de ces conflits d'intérêt comme la légèreté avec laquelle ils sont considérés. L'omniprésence de l'industrie pharmaceutique à tous les stades de la décision est un fait, avant d'être une critique. Elle n'est évidemment que la conséquence du retrait des pouvoirs publics de ce champ et donc du poids croissant du financement par l'industrie des différentes instances de contrôle des médicaments. Résultat : ce sont les producteurs eux-mêmes qui, de fait, procèdent à l'évaluation de leur production. La commission d'AMM, par exemple, qui décide en dernier ressort de la mise en circulation des médicaments et de leurs indications précises, enjeux de première importance financière, est financée aux trois quarts par des laboratoires.

Ne nous consolons pas avec l'idée que, malgré tout ce qui précède, les essais cliniques seraient conduits avec la rigueur scientifique qui convient et qui nous protégerait donc contre une partie des risques induits par ces pratiques abusives. Cette partie du développement des médicaments, au cours de laquelle sont analysés leur efficacité et leurs effets secondaires, n'échappe en fait pas non plus à l'emprise de l'industrie. Un éditorial de la revue scientifique *PLoS Medicine* publié en septembre 2009 nous apprend en effet que la plupart des essais thérapeutiques de nouveaux médicaments, publiés sous la signature de médecins universitaires, font l'objet de manipulations systématiques. Ils sont en réalité écrits par des "nègres" de l'industrie pharmaceutique et proposés à des revues après avoir été examinés et signés par des universitaires. Ces derniers ont certes consulté auparavant l'ensemble des résultats recueillis mais n'ont pas participé à l'essai qu'ils prétendent avoir conduit et ne sont pas les auteurs de l'étude qu'ils signent et à laquelle ils confèrent la crédibilité de leur statut académique. Tous les médecins publiant leurs travaux ne tombent certes pas sous le coup de ce soupçon de collusion et dans la plupart des cas, les molécules ainsi testées sont sans danger particulier pour les patients. Il s'agit d'abord d'amplifier la valeur thérapeutique de leurs médicaments par comparaison avec une molécule existante, l'autorisation de mise sur le marché étant tributaire du "service médical rendu". L'objectif n'est assurément pas critiquable en lui-même mais les méthodes pour l'atteindre conduisent à la production de médicaments ne différant que très peu de leurs prédécesseurs et que l'on appelle pour cette raison des *"me-too"*. Les principales conséquences de cette stratégie de marché sont l'encombrement des pharmacies par des milliers de molécules équivalentes et un renchérissement constant de ces dernières. Remarquons au passage que le prix des médicaments est généralement traité comme une donnée naturelle, échappant donc à toute mise en question, malgré son importance dans le déficit de la Sécurité sociale dont il n'est quasiment jamais rapproché. Cet aspect financier n'est certainement pas un détail subalterne en ces temps de resserrements budgétaires qui affectent lourdement le fonctionnement des institutions de santé tandis que les profits de l'industrie pharmaceutique et les dividendes versés à leurs actionnaires se rangent parmi les plus élevés, aux côtés de la banque et du pétrole. Il faudra bien s'y intéresser et le plus tôt sera le mieux. Mais c'est aussi, comme le montre ce livre, un enjeu de sécurité sanitaire de première importance, qui amène à poser la question de l'indépendance des dispositifs d'évaluation des médicaments.

Nul ne conteste sérieusement que l'industrie ait un rôle important à jouer dans la mise au point des médicaments mais il est essentiel de distinguer les rôles de chacun. Les déclarations de conflits d'intérêts auxquelles sont supposés se soumettre de leur plein gré les rédacteurs d'articles médicaux ne lèvent pas l'opacité des rapports entre laboratoires et décideurs de santé publique. Rendre publics les avis des experts désignés pour évaluer la toxicité des médicaments et la balance bénéfices-risques représenterait sans aucun doute un net progrès. Cette mesure ne semble pas être à l'ordre du jour, bien au contraire, à l'heure où diminue le financement public des activités de pharmacovigilance confiées dans des proportions croissantes aux compagnies pharmaceutiques. Un processus encouragé par la Commission européenne dans une proposition de directive de décembre 2008 qui préconise notamment la fin du financement public de la pharmacovigilance et confie le recueil et l'interprétation des effets indésirables des médicaments aux compagnies pharmaceutiques. Le récit que l'on vient de lire illustre le danger de telles pratiques dont le coût humain et financier n'échappe pas aux responsables puisque, selon les chiffres donnés par la Commission elle-même, les accidents médicamenteux sont à l'origine de 5 % des hospitalisations et la cinquième cause de décès à l'hôpital.

Dans un livre remarquable, l'historien américain Harry Marks étudie l'action des "réformateurs thérapeutiques", formule désignant le groupe disparate de ceux qui ont cherché, au cours du XXe siècle, à "utiliser la science des expérimentations contrôlées pour diriger la pratique médicale"[58]. Tout au long de la période étudiée, ces réformateurs ont tenu les résultats des producteurs de médicaments pour suspects jusqu'à ce qu'ils aient démontré leur inocuité et leur efficacité. Cette présomption de culpabilité relevait non pas d'un procès mais d'une démarche scientifique qui prit successivement deux formes différentes. Leur appréciation se fondait, dans la première moitié du siècle, sur la compétence et l'intégrité de cliniciens expérimentés, avant de reposer, à partir des lendemains de la Seconde Guerre mondiale, sur la méthode de l'essai contrôle en double aveugle. Il s'agissait de mettre désormais les résultats de la recherche à l'abri d'interprétations subjectives. Cette méthode, fondement de la médecine des preuves (*"evidence-based medicine"*), reste en vigueur de nos jours et il n'est pas dans notre propos de la contester ici mais de souligner qu'en dépit des critères impersonnels de jugement qui la gouvernent, elle est progressivement passée sous le contrôle de l'industrie. Le piège de la domination commerciale de la thérapeutique, obsession des réformateurs

58. Harry Marks, *La Médecine des preuves, Histoire et anthropologie des essais cliniques (1900-1990)*, Ed. Les empêcheurs de penser en rond, Paris, 1999.

médicaux des années 1900, s'est refermé avec le siècle, à la faveur de la complexité et du coût croissants des essais cliniques. C'est la traduction humaine de cette logique perverse que le livre d'Irène Frachon nous met sous les yeux. Bien d'autres accidents sont à prévoir, si l'urgence d'établir les conditions d'une évaluation clinique indépendante n'est pas considérée. Puisse cet ouvrage y contribuer.

Rony Brauman
Ancien président de MSF, enseignant, essayiste

Glossaire

Afssaps : Agence Française de Sécurité Sanitaire des Produits de Santé, anciennement Agence du médicament. L'Afssaps est l'autorité compétente en matière de pharmacovigilance. En vertu des missions qui lui sont dévolues, elle veille à la sécurité de l'emploi des médicaments et contribue à leur bon usage. L'Afssaps assure la mise en œuvre et coordonne le système national de pharmacovigilance. Ce système national s'intègre dans une organisation européenne pour l'autorisation et la surveillance des médicaments (lien avec la pharmacovigilance européenne).

AMM : Autorisation de Mise sur le Marché d'un médicament

Amphétamines : molécules aux effets anorexigènes, stimulants du système nerveux central et stupéfiants

Anatomopathologie : spécialité médicale qui se consacre à l'étude des lésions macroscopiques et microscopiques des tissus pathologiques prélevés sur un sujet vivant ou décédé

Glossaire

Anorexigène : médicament coupe-faim (la plupart appartiennent à la famille des amphétamines ou celle proche des fenfluramines)

CIC : Centre d'Investigation Clinique

CNAM : Caisse Nationale d'Assurance Maladie

CNIL : Commission Nationale Informatique et Liberté

Commission d'AMM : commission de l'Afssaps autorisant la commercialisation d'un médicament ou en conseillant le retrait en fonction des bénéfices et des risques estimés

Commission Nationale de Pharmacovigilance : commission de l'Afssaps chargée de la surveillance des effets secondaires des médicaments

DCI : Dénomination Commune Internationale ou nom générique des médicaments

Isoméride : nom en DCI : dexfenfluramine ; anorexigène commercialisé en France de 1985 à 1997 par le laboratoire Servier.

Epidémiologie : étude des facteurs influant sur les maladies des populations humaines

Fenfluramines ou fenfluraminiques : famille de molécules cousines des amphétamines ayant des propriétés anorexigènes

HTAP : Hypertension Artérielle Pulmonaire, maladie rare responsable d'essoufflement et d'insuffisance cardiaque, parfois mortelle

Glossaire

Hypertriglycéridémie : présence de trop de « gras » dans le sang (hors cholestérol)

Insuffisance mitrale : fuite, par régurgitation de sang, se produisant au niveau de la valve mitrale

Mediator : nom en DCI : benfluorex ; commercialisé en France de 1976 à 2009 par le laboratoire Servier

Métabolite : produit de la transformation d'une substance dans l'organisme

Norfenfluramine : métabolite commun de la dexfenfluramine (Isoméride) et du benfluorex (Mediator)

Pharmacovigilance : surveillance des effets secondaires des médicaments

Pharmacologie : étudie les mécanismes d'interactions entre une substance active, comme un médicament et l'organisme dans lequel il évolue

RCP : Résumé des Caractéristiques du Produit. Le RCP est un document officiel, appelé aussi « mentions légales », proposé par le laboratoire pharmaceutique pour chaque spécialité mais dont la rédaction finale est contrôlée par l'Afssaps

Valve mitrale : valve cardiaque située entre le ventricule gauche et l'oreillette gauche

Valvulopathie : maladie des valves du cœur

Sources documentaires

Articles scientifiques

Effect of a fenfluramine derivative (S 992) on lipid and sugar metabolism. J Duhault et collaborateurs. International symposium on amphetamines and related compounds, Raven Press, New York, 1970

Aminorex and the pulmonary circulation. J M Kay et coll. Thorax May 1971

Pulmonary hypertension and fenfluramine. J G Douglas et coll. British Medical Journal, Octobre 1981

Pulmonary hypertension and fenfluramine. M S Wheeley British Medical Journal, Novembre 1981

Primary pulmonary hypertension and fenfluramine use. F Brenot et coll. British Heart Journal, Décembre 1993

Sources documentaires

Appetite-suppressant drugs and the risk of primary pulmonary hypertension. L Abenhaim et coll. New England Journal of Medicine, Août 1996

Valvular heart disease associated with fenfluramine-phentermine. H M Connolly et coll. New England Journal of Medicine, Août 1997

Evidence for possible involvement of 5-HT2B receptors in the cardiac valvulopathy associated with fenfluramine and other serotonergic medications. Circulation, Décembre 2000

Valvular heart disease associated with benfluorex. J R Ribera et coll. Revista Espanola de Cardiologia, Février 2003

Valvular heart disease in a patient taking benfluorex. P Noize et coll. Fundamental and Clinical Pharmacology, Décembre 2006

Drugs and valvular heart disease. B L Roth, New England Journal of Medicine, Janvier 2007

Valvular regurgitation and surgery associated with fenfluramine use: an analysis of 5743 individuals. C F Dahl et coll. BMC Medicine, Novembre 2008

Fenfluramine-like cardiovascular side-effects of benfluorex. K Boutet et coll. European Respiratory Journal, Mars 2009

Restrictive organic mitral regurgitation associated with benfluorex therapy. C Tribouilloy et coll. European Journal of Echocardiography, Mars 2010

Benfluorex and unexplained valvular heart disease: a case-control study. I Frachon et coll. PLoS ONE, Avril 2010

Autres sources

Time, *Who's to blame for Redux and fenfluramine?* Septembre 1997. time.com

Le Parisien, *Coupe-faim, le rapport qui accuse.* Mars 1998

Afssaps, *Retrait de tous les lots de médicaments anorexigènes amphétaminiques.* Octobre 1999. afssaps.fr

BIAM, *Benfluorex chlorhydrate.* Mars 2000. biam2.org

Le Nouvel Observateur. *835 médicaments sont jugés « inutiles ».* Juin 2001. nouvelobs.com

JO. *Décision du 28 novembre 2002, interdisant des publicités pour des médicaments mentionnées à l'article L.5122-1, premier alinéa, du code de la santé publique, destinées aux personnes habilitées à prescrire ou à délivrer ces médicaments ou à les utiliser dans l'exercice de leur art.* Décembre 2002. legifrance.gouv.fr

Arrêt du Tribunal de première instance du 28 janvier 2003. *Les Laboratoires Servier contre Commission des Communautés européennes.* 2003. Eur-lex.europa.eu

Afssaps, *Enquête officielle relative aux hypertensions artérielles pulmonaires et aux troubles neuro-psychiatriques observés avec Mediator (benfluorex).* Commission Nationale de Pharmacovigilance du 29 novembre 2005. afssaps.fr

Prescrire. *L'Agence française des produits de santé est-elle avant tout au service des patients, ou au service des firmes pharmaceutiques ?* Novembre 2005. prescrire.org

Sources documentaires

Le Parisien, *L'arrêt sur l'Isoméride qui inquiète les laboratoires.* Janvier 2006

HAS. Commission de la transparence. *Mediator 150 mg, comprimé enrobé.* Mai 2006. has-sante.fr

Prescrire, *Benfluorex : hypertensions artérielles pulmonaires et troubles neuropsychiatriques.* Juin 2006. prescrire.org

Afssaps, *Prise en charge des patients ayant été traités par anorexigènes et présentant des symptômes pouvant évoquer une hypertension artérielle pulmonaire.* Juin 2006. afssaps.fr

Conseil National de l'Ordre des Médecins du Gabon, *Benfluorex : s'il n'en reste qu'un…*, Juin 2006. cnom.gabon.chez-alice.fr

Afssaps, *Les cinquante produits les plus vendus en officine en 2006.* afssaps.fr

Afssaps, *Mediator (chlorhydrate de benfluorex) : Mise à jour des données de pharmacovigilance, résultats de la réévaluation du bénéfice/risque et résultats de l'étude d'utilisation.* Commission Nationale de Pharmacovigilance du 27 mars 2007. afssaps.fr

Les Echos. *Moscou : le pharmacien Servier en son palais.* Juillet 2007

Clinical trials. *Impact of benfluorex versus metformin on glucose control and insulin secretion in chinese type 2 diabetic patient.* Mai 2008. ClinicalTrials.gov

Sources documentaires

Prescrire, *Dexfenfluramine : procès en France et ailleurs.* Octobre 2008. prescrire.org

APM. *Des pneumologues français s'interrogent sur les liens entre benfluorex et risque d'hypertension pulmonaire.* Octobre 2008. apmnews.com

JO. *Ordre National de la Légion d'Honneur.* Janvier 2009. Legifrance.gouv.fr

Le Figaro. *La promotion du Nouvel An.* Janvier 2009.

Questions parlementaires. *Benfluorex : médicament à risque.* Février 2009. europarl.europa.eu

La Croix. *Anne Castot : « Une affaire de ce type ne pourrait pas se reproduire aujourd'hui ».* Avril 2009. La Croix.com

Wikipedia, *Anorexigènes.* Avril 2009. wikipedia.org

Servier. *Allocution de M. le Président de la République.* Juillet 2009. Servier.fr

Afssaps. *Enquête sur les HTAP/Valvulopathies et benfluorex, Mediator, benfluorex Mylan, benfluorex Qualimed.* Commission Nationale de Pharmacovigilance du 7 juillet 2009. afssaps.fr

Afssaps. *Enquête de pharmacovigilance et résultats de l'étude brestoise : HTAP/Valvulopathies et benfluorex, Mediator, benfluorex Mylan, benfluorex Qualimed.* Commission Nationale de Pharmacovigilance du 29 septembre 2009. afssaps.fr

Sources documentaires

Prescrire, *Evaluer les risques d'un traitement : prendre en compte les données cliniques, la pharmacologie, et les particularités du patient*. Octobre 2009.

Afssaps. *Suspension de l'autorisation de mise sur le marché des spécialités contenant du benfluorex (Mediator et génériques)*. Novembre 2009. afssaps.fr

Prescrire. *Benfluorex (Mediator) : de plus en plus de valvulopathies notifiées*. Décembre 2009. prescrire.org

Essential prescribing information. *Mediaxal*. 2009. mims.com

La lettre de l'Académie Nationale de Médecine. Janvier 2010

Prescrire. *Le palmarès 2009 de l'information*. Février 2010.

Prescrire. *Benfluorex : lettre ouverte aux « experts ès urgences » de la Commission d'AMM et d'autres instances dans le domaine de la santé*. Mars 2010

editions-dialogues.fr
54, rue Jean Macé - 29200 Brest

Achevé d'imprimer en avril 2010
sur les presses de Cloître Imprimeurs - Saint-Thonan
Création graphique, mise en page : Des Signes - Brest

Dépôt légal 2ème trimestre 2010
ISBN 978-2-918135-14-2

Ce livre est également disponible en version numérique grâce au code 2D suivant.

Décodez-le en le scannant avec votre téléphone mobile. Pour ce faire, sur *iPhone*, téléchargez préalablement et directement depuis l'*App Store* de votre téléphone *NeoReader*, une application gratuite et très simple à installer. Ensuite, photographiez le code et visionnez son contenu à l'écran grâce à *Stanza*, qui permet de lire des livres électroniques et de constituer une bibliothèque virtuelle.
Sur *Android*, vous pouvez utiliser un décodeur tel que *Barcode Scanner* et utiliser l'application *FBReader* pour lire le livret ainsi téléchargé.
Bien sûr vous pouvez aussi lire votre fichier sur votre tablette de lecture électronique telle que *Sony Reader* ou *Cybook*... Si votre téléphone n'est ni un *I-Phone*, ni un *Androïd*, ne soyez pas désespéré : tous les smartphone présentent la possibilité de télécharger une application de scan gratuite.
Il est également possible d'utiliser directement depuis votre ordinateur personnel le lien indiqué sous le code imprimé ci-contre (de forme http://edial...).

Nous vous souhaitons une agréable lecture.